災害支援における
多職種連携

保健・医療・福祉活動の総合調整をめざして

編集

小井土 雄一
国立病院機構 DMAT 事務局・事務局長

石井 美惠子
国際医療福祉大学大学院災害医療分野・教授

医学書院

災害支援における多職種連携
―保健・医療・福祉活動の総合調整をめざして

発　行　2025年2月15日　第1版第1刷©

編　集　小井土雄一・石井美恵子

発行者　株式会社　医学書院

　　　　代表取締役　金原　俊

　　　　〒113-8719　東京都文京区本郷1-28-23

　　　　電話　03-3817-5600(社内案内)

印刷・製本　日本ハイコム

本書の複製権・翻訳権・上映権・譲渡権・貸与権・公衆送信権(送信可能化権
を含む)は株式会社医学書院が保有します.

ISBN978-4-260-05753-0

本書を無断で複製する行為(複写,スキャン,デジタルデータ化など)は,「私
的使用のための複製」など著作権法上の限られた例外を除き禁じられています.
大学,病院,診療所,企業などにおいて,業務上使用する目的(診療,研究活
動を含む)で上記の行為を行うことは,その使用範囲が内部的であっても,私的
使用には該当せず,違法です.また私的使用に該当する場合であっても,代行
業者等の第三者に依頼して上記の行為を行うことは違法となります.

[JCOPY] 〈出版者著作権管理機構　委託出版物〉

本書の無断複製は著作権法上での例外を除き禁じられています.
複製される場合は,そのつど事前に,出版者著作権管理機構
(電話 03-5244-5088, FAX 03-5244-5089, info@jcopy.or.jp)の
許諾を得てください.

● 執筆者一覧 (50音順)

浅岡紘季	東京大学大学院医学系研究科精神看護学分野 (看護師)
浅野幸子	早稲田大学地域社会と危機管理研究所・招聘研究員 (災害社会学)
阿南英明	地方独立行政法人神奈川県立病院機構・理事長 (医師)
荒木栄一	菊池郡市医師会立病院・顧問 (医師)
安西慶三	高邦会高木病院糖尿病内分泌肝疾患センター長 (医師)
池田美樹	桜美林大学リベラルアーツ学群・准教授 (公認心理師)
石井美恵子	国際医療福祉大学大学院災害医療分野・教授
泉川公一	長崎大学大学院医歯薬学総合研究科臨床感染症学分野・教授 (医師)
伊藤友弥	あいち小児保健医療総合センター小児救命救急センター・副センター長 (医師)
稲葉基高	NPO法人ピースウィンズ・ジャパン プロジェクトリーダー (医師)
井箟一彦	和歌山県立医科大学産科婦人科学教室・教授 (医師)
祝原賢幸	大阪府立病院機構大阪母子医療センター新生児科副部長 (医師)
岩橋尚幸	和歌山県立医科大学産科婦人科学教室 (医師)
植田信策	石巻赤十字病院・副院長 / (一社) 避難所・避難生活学会・代表理事 (医師)
大橋博樹	多摩ファミリークリニック・院長 (医師)
大桃丈知	正志会平成立石病院・病院長 (医師)
奥田博子	国立保健医療科学院健康危機管理研究部・上席主任研究官 (保健師)
賀来典之	九州大学病院救命救急センター・副センター長 (医師)
勝部　司	前 国際協力機構 (JICA) 国際緊急援助隊事務局・国際協力専門員 (国際調整)
烏野　猛	びわこ学院大学教育福祉学部子ども学科・教授
河嶌　讓	半蔵門のびすここどもクリニック・副院長 /DPAT事務局次長 (医師)
久保達彦	広島大学大学院医系科学研究科公衆衛生学・教授 (医師)
久保祐子	日本看護協会看護開発部・部長 (看護師)
栗原正紀	長崎リハビリテーション病院・理事長 (医師)
小井土雄一	独立行政法人国立病院機構DMAT事務局・DMAT事務局長 (医師)
小早川義貴	独立行政法人国立病院機構DMAT事務局・福島復興支援室 (医師)
近藤国嗣	東京湾岸リハビリテーション病院・院長 (医師)
佐浦隆一	大阪医科薬科大学病院リハビリテーション科・教授 (医師)

清水直樹	聖マリアンナ医科大学小児科学講座・主任教授（医師）
下浦佳之	公益社団法人日本栄養士会・専務理事（管理栄養士）
瀬ノ口隆文	熊本大学病院糖尿病・代謝・内分泌内科・講師（医師）
武田 篤	国立病院機構仙台西多賀病院・院長（医師）
千島佳也子	独立行政法人国立病院機構 DMAT 事務局災害医療課・主査（看護師）
津田尚武	久留米大学医学部産婦人科学講座・教授（医師）
冨岡正雄	尼崎だいもつ病院・副院長（医師）
中久木康一	東北大学大学院歯学研究科災害・環境歯学研究センター・特任講師 （歯科医師）
仲嶋隆史	公益社団法人全日本鍼灸マッサージ師会・業務執行理事 / 災害対策委員長（はり師 / きゅう師）
中田敬司	神戸学院大学現代社会学部社会防災学科・教授 / 学長補佐 （ロジスティックス）
中根俊成	富山大学学術研究部医学系脳神経内科・准教授（医師）
中森知毅	労働者健康安全機構横浜労災病院救命救急センター・センター長（医師）
西 大輔	東京大学大学院医学系研究科精神保健学分野・教授（医師）
西ヶ谷順子	東京共済病院・婦人科部長（医師）
花谷聡子	熊本大学病院糖尿病・代謝・内分泌内科（医師）
原田奈穂子	岡山大学学術研究院ヘルスシステム統合科学学域看護科学分野・教授 （看護師）
榛沢和彦	新潟大学・特任教授（医師）
古川勝敏	東北医科薬科大学医学部老年・地域医療学教室・教授（医師）
細川秀一	日本医師会・常任理事（医師）
丸山嘉一	日本赤十字社・災害医療統括監（医師）
岬 美穂	半蔵門のびすこどもクリニック・院長（医師）
森 倫範	帝京平成大学ヒューマンケア学部柔道整復学科・教授（柔道整復師）
森野一真	山形県立河北病院 / 山形県健康福祉部（医師）
矢津田善仁	巫仁東洋鍼灸療院・院長（はり師 / きゅう師，あん摩マッサージ指圧師）
山内 聡	仙台市立病院・救命救急センター長（医師）
山川智之	公益社団法人日本透析医会副会長（医師）
若井聡智	独立行政法人国立病院機構本部 DMAT 事務局・次長（医師）
渡邉暁洋	兵庫医科大学 危機管理医学講座（薬剤師）

序

2017年2月に本書の前書である『多職種連携で支える災害医療—身につけるべき知識・スキル・対応力』を上梓してから8年が経った。前書は，東日本大震災の教訓から，様々な医療従事者や職種が連携し急性期から災害対応に関わることが必須であり，特に災害関連死は，医師・看護師を中心とする医療チームだけでは防ぐことができず，急性期から慢性期まで多職種連携で被災者，とりわけ災害時要配慮者にきめ細かく支援することが必要であるという強い思いで発刊した。前書では災害医療に関わる多様な職種に関して，それぞれの災害医療における役割を述べた。

一方，この8年間でいくつもの災害を経験し，多職種連携の重要性は誰もが認める事項となり，実災害で実践されるようになった。本書の目的は，実災害での経験を交えて，いかに多職種連携を実践するかを示すことにある。多職種連携の実践の第一歩はお互いを知ることである。お互いを知らなければ連携できないからである。そして，情報を共有し，同じ指揮系統のなかで活動することが求められる。

そこで，本書では，各支援組織がどのような体制をもち，どのような指揮系統のもとで，どのように情報を共有し，どのような活動ができるのか，さらに実災害ではどのように多職種連携を行ってきたのかを紹介する。お互いを知り連携し補完し合うことにより相乗効果が発揮され，より質の高い支援が可能になる。本書がお互い顔の見える関係づくりの一助になり，目的・目標を共有して同じ方向を向き，方略を共有することができれば幸いである。

また，この8年間で厚生労働省の災害対応指針も変わった。平成28（2016）年熊本地震において現場レベルで保健師チームと医療チームの乖離が課題として残り，この教訓に基づき，保健と医療の一元化（連携・総合調整）のための保健医療調整本部の設置が指示された。医療チームという呼称も保健医療活動チームに変更され，すべての保健医療に関わるチームを含めることとし，関係機関との連絡および情報連携を行うための窓口を設置することとした。

この新しい体制はその後，昨今の気象災害により多くの福祉・介護施設が甚大な被害を受け，また令和3（2021）年防災基本計画に災害派遣福祉チームの整備が追加されたため，保健医療福祉調整本部となった。これにより保健・医療・福祉に関するチームは総合調整されることとなり，まさに国においてもこの8年間で災害対応は多職種連携が必要であるという舵取りがなされたことになる。

しかしながら，保健と医療と福祉はそもそも縦割りであり，「言うは易く行うは難し」である。そのような状況下で起こったのが令和6（2024）年能登半島地震である。この地震においては，DMATはもちろんのこと，JMATやAMATをはじめ各組織・機関より過去最大のチームが派遣され，DHEAT，DWATなどのチームも初めての本格的な活動となった。様々な職能団体による多職種連携が行われ，保健・医療・福祉の連携・総合調整が初めて行われた。本書では，その経験から保健医療福祉の一元化ができたかについても触れる。

また，災害関連死だけでなく，避難所等の環境による健康被害やメンタルヘルスにおいて，さらには新興感染症（新型コロナウイルス感染症）対応においても多職種連携により支援活動が実践されていることを記している。さらに，国際災害支援では当たり前となっている人道憲章やジェンダーの問題についても取り上げた。

我が国は災害多発国である。日本に住んでいる限り災害から逃れることはできない。特に最近は地震だけでなく気象災害が毎年のように起きており，異常気象を考えるとさらに増加することが予想される。医療従事者の誰もが，支援する側，受援する側含めて，いつ自分が矢面に立たされるかわからない。その意味で，すべての医療従事者は災害医療を学ぶ必要があり，多職種連携の重要性を理解し，被災者の命や生活，尊厳を守るという意識を身につけたい。平時の備えとして，各医療施設などでも本書を参考に教育や研修をしてもらいたい。また，多くの職種の方々に幅広く読まれ，個々の対応能力の向上，そして多職種連携に益することを願う。

2025 年元旦

編者　小井土雄一・石井美恵子

目次

第①章 災害支援において多職種連携がなぜ必要か　1

1) 過去の震災で整備されてきた日本の災害医療体制　［小井土雄一］　1
2) 災害時に保健・医療・福祉の連携が必要とされた背景　5
3) 保健医療福祉の一元化には多職種連携が必要　5
4) 災害関連死を防ぐ多職種連携と地域連携BCP　7
5) 人道支援を支える原則とその重要性　［千島佳也子］　9

第②章 災害時の保健医療活動体制を知ろう　14

❶ 保健医療福祉調整本部とは　［中森知毅］　14
　Ⓐ 保健医療福祉調整本部の役割・機能　14
　Ⓑ 保健医療福祉調整本部の運営，構成員・組織体制　17
　Ⓒ 多職種連携を支える本部活動の実際　20

Column 行政の役割　23

❷ 災害医療コーディネーター　24
1) 災害医療コーディネーターの出現まで　［森野一真］　24
2) 災害医療コーディネート体制モデル　25
3) 災害医療コーディネートチーム　26
4) 保健，医療，福祉三分野の調整の必要性　26
5) 災害医療コーディネーターの養成と委嘱の状況　27
6) 災害時小児周産期リエゾンの活動　［岬 美穂］　29

第**③**章 多職種連携とはどういうことか [石井美恵子] 32

第**④**章 災害時に活動する支援チームや各職種の役割・機能を知ろう 38

🔳 災害時に活動する支援・派遣チーム 38

Ⓐ 災害派遣医療チーム（DMAT） [小井土雄一] 38

Ⓑ 災害派遣精神医療チーム（DPAT） [河嶌 讓] 43

Ⓒ 災害時健康危機管理支援チーム（DHEAT） [奥田博子] 49

Ⓓ 保健師等支援チーム [奥田博子] 54

Ⓔ 日本医師会災害医療チーム（JMAT） [細川秀一] 59

Ⓕ 日本赤十字社の救護班 [丸山嘉一] 64

Ⓖ 国立病院機構医療班 [若井聡智] 69

Ⓗ 全日本病院協会災害時医療支援活動班（AMAT） [大桃丈知] 74

Ⓘ 日本災害歯科支援チーム（JDAT） [中久木康一] 80

Ⓙ 薬剤師支援チーム [渡邉暁洋] 86

Ⓚ 災害支援ナース [久保祐子] 91

Ⓛ 日本栄養士会災害支援チーム（JDA-DAT） [下浦佳之] 95

Ⓜ 日本災害リハビリテーション支援協会（JRAT）
[冨岡正雄・佐浦隆一・栗原正紀・近藤国嗣] 100

Ⓝ 災害派遣福祉チーム（DWAT/DCAT）と
災害福祉支援ネットワーク [烏野 猛] 104

🔳 各学会・団体等の活動 109

Ⓐ 日本災害医学会
―災害医療コーディネーションサポートチーム [中田敬司] 109

Ⓑ 災害時感染制御支援チーム（DICT） [泉川公一] 115

Ⓒ 日本透析医会―透析医療における災害対策 ［山川智之］ 119

Ⓓ 日本糖尿病学会：糖尿病医療支援チーム（DiaMAT）
［花谷聡子・瀬ノ口隆文・安西慶三・荒木栄一］ 124

Ⓔ 日本神経学会災害支援ネットワーク：重症神経難病患者支援
［中根俊成・武田 篤］ 130

Ⓕ 日本産科婦人科学会 ［津田尚武・西ヶ谷順子・岩橋尚幸・井箟一彦］ 136

Ⓖ 日本小児科学会 ［祝原賢幸・伊藤友弥・賀来典之・岬 美穂・清水直樹］ 139

Ⓗ 避難所・避難生活学会 ［植田信策］ 142

Ⓘ 日本老年医学会：高齢者災害医療支援 ［古川勝敏］ 147

Ⓙ 日本プライマリ・ケア連合学会（PCAT） ［大橋博樹］ 150

Ⓚ 災害派遣柔道整復チーム（DJAT） ［森 倫範］ 154

Ⓛ 災害支援鍼灸マッサージ合同委員会（DSAM）
［矢津田善仁・仲嶋隆史］ 159

第⑤章 救護所・病院・避難所における多職種連携の実際 163

1 救護所における取り組み ［大桃丈知］ 163

2 病院支援における取り組み ［若井聡智］ 166

3 避難所における取り組み ［稲葉基高］ 172

4 福祉避難所における取り組み ［石井美恵子］ 176

**5 災害とジェンダー
：避難生活における困難と必要な支援** ［浅野幸子］ 181

第⑥章 災害支援の様々な場面における多職種連携 186

1 メンタルヘルスにおける多職種連携 186

Ⓐ 被災者のメンタルヘルス ［池田美樹］ 186

Ⓑ 救援者のメンタルヘルス　　　　　　　　　　　［西　大輔・浅岡紘季］　191

2 災害関連死と健康二次被害を防ぐ多職種連携　　　　　　　　196

Ⓐ 防ぎえた災害死　　　　　　　　　　　　　　　　　［山内　聡］　196

Ⓑ 災害関連死　　　　　　　　　　　　　　　　　［小早川義貴］　202

Ⓒ 避難所の生活環境と健康被害　　　　　　　　　　［榛沢和彦］　209

第⑦章　感染症パンデミックにおける多職種連携　　　　　［阿南英明］　217

第⑧章　国際災害支援における多職種連携　　　　225

1 国際災害のスタンダード　　　　　　　　　　　　　［勝部　司］　225

2 我が国の国際 EMT 受援計画　　　　　　　　　　　［久保達彦］　230

3 避難所の国際基準としてのスフィア基準
　：被災者の人権を多職種連携で守る　　　　　　［原田奈穂子］　235

索引　242

● 主な災害・震災等 (本書で触れたものを中心に抜粋)

時期	名称	備考
1923（大正 12）年 9 月 1 日	関東大震災	
1934（昭和 9）年 9 月 21 日	室戸台風	
1944（昭和 19）年 12 月 7 日	東南海地震	第 2 次世界大戦末期のため，ほとんど国民に知らされていなかった。「隠された大地震」
1946（昭和 21）年 12 月 21 日	南海地震	「昭和南海地震」
1959（昭和 34）年 9 月 26 日	伊勢湾台風	
1995（平成 7）年 1 月 17 日	兵庫県南部地震	「阪神・淡路大震災」
2004（平成 16）年 10 月 23 日	新潟県中越地震	
2007（平成 19）年 3 月 25 日	能登半島地震	
2007（平成 19）年 7 月 16 日	新潟県中越沖地震	
2011（平成 23）年 3 月 11 日	東北地方太平洋沖地震	「東日本大震災」
2014（平成 26）年 7 月 30 日～8 月 26 日	平成 26 年 8 月豪雨	「広島豪雨災害」「8.20 土砂災害」（広島市安佐南区・安佐北区）「2014 年 8 月広島大規模土砂災害」「丹波市豪雨災害」「2014 高知豪雨」
2015（平成 27）年 9 月 9～11 日	平成 27 年 9 月関東・東北豪雨	「鬼怒川水害」
2016（平成 28）年 4 月 14，16 日	熊本地震	
2017（平成 29）年 7 月 5～6 日	平成 29 年 7 月九州北部豪雨	
2018（平成 30）年 6 月 28 日～7 月 8 日	平成 30 年 7 月豪雨	「西日本豪雨」
2018（平成 30）年 9 月 6 日	北海道胆振東部地震	
2019（令和元）年 9 月	令和元年房総半島台風	台風第 15 号
2019（令和元）年 10 月	令和元年東日本台風	台風第 19 号
2020（令和 2）年 7 月 3～31 日	令和 2 年 7 月豪雨	「熊本豪雨」
2023（令和 5）年 5 月 28 日～7 月 20 日	令和 5 年梅雨前線豪雨	
2024（令和 6）年 1 月 1 日	能登半島地震	

日本は自然災害が実に多く，関東大震災から東日本大震災までに 30 余りの大きな地震災害が生じ，風水害以外にも火山災害も数多く発生している。

● 組織一覧 (略称アルファベット順)

略称	正式名称	日本語表記
ADRO	Aso Disaster Recovery Organization	阿蘇地区災害保健医療復興連絡会議
AMAT	All Japan Hospital Medical Assistance Team	全日本病院協会災害時医療支援活動班
APCDM	Asia-Pacific Conference on Disater Medicine	アジア太平洋災害医学会
ASEAN	Association of South East Asian Nations	東南アジア諸国連合
DCAT	Disaster Care Assistant Team	災害派遣福祉チーム
DHEAT	Disaster Health Emergency Assistance Team	災害時健康危機管理支援チーム
DiaMAT	Diabetes Medical Assistance Team	糖尿病医療支援チーム
DICT	Disaster Infection Control Team	災害時感染制御支援チーム
DJAT	Disaster Judotherapist Assistance Team	災害派遣柔道整復チーム
DMAT	Disaster Medical Assistance Team	災害派遣医療チーム
DOHAT	Disaster Occupational Health Assistant Team	災害産業保健支援チーム
DPAT	Disaster Psychiatric Assistance Team	災害派遣精神医療チーム
DSAM	Disaster Support Acupuncture Masseur joint committee	災害支援鍼灸マッサージ師合同委員会
DWAT	Disaster Welfare Assistant Team	災害派遣福祉チーム
HuMA	Humanitarian Medical Assistance	災害人道医療支援会
IHEAT	Infectious disease Health Emergency Assistance Team	——
JADM	Japanese Association of Disaster Medicine	日本災害医学会
JADMCST	Japanese Association of Diaster Medicine Coordination Support Team	日本災害医学会コーディネーションサポートチーム
JCHO	Japan Community Health care Organization	地域医療推進機構

略称	正式名称	日本語表記
JDA-DAT	the Japan Dietetic Association-Disaster Assistance Team	日本栄養士会災害支援チーム
JDAT	Japan Dental Alliance Team	日本災害歯科支援チーム
JDR	Japan Disaster Relief team	国際緊急援助隊
JHAT	Japan Hemodialysis Assistance Team in disaster	日本災害時透析医療協働支援チーム
JICA	Japan International Cooperation Agency	国際協力機構
JIMTEF	Japan International Medical Technology Foundation	国際医療技術財団
JMAT	Japan Medical Association Team	日本医師会災害医療チーム
JMTDR	Japan Medical Team for Disaster Relief	国際緊急援助隊医療チーム
JRAT	Japan Rehabilitation Assistance Team	日本災害リハビリテーション支援協会
JSIPC	Japanese Society for Infection Prevention and Control	日本環境感染学会
NHO	National Hospital Organization	国立病院機構
PCAT	Primary Care Assistance Team	日本プライマリ・ケア連合学会の災害支援チーム
UNOCHA	United Nation Office for the Coordination of Humanitarian Affairs	国際連合人道問題調整事務所
WADEM	World Association for Disaster and Emergency Medicine	世界災害救急医学会

● 略語一覧 (略称アルファベット順)

略称	正式名称	日本語表記
BCP	Business Continuity Plan	業務継続計画
CDEJ	Certified Diabetes Educator of Japan	日本糖尿病療養指導士
CDEL	Certified Diabetes Educator in Local	地域の糖尿病療養指導士
CHS	Core Humanitarian Standard	人道支援の必須基準
CISM	critical incident stress management	惨事ストレス・マネジメント
CSCA	Comand & Control, Safety, Communication, Assessment	指揮・統制，安全確保，情報収集伝達，評価
CSCATTT	CSCA + Triage, Treatment, Transport	CSCA +トリアージ，治療，搬送
dERU	domestic Emergency Response Unit	国内型緊急対応ユニット
DiMS	Dietitian Matching System	栄養ケア・マッチングシステム
DVT	deep vein thrombosis	深部静脈血栓症
EMIS	Emergency Medical Information System	広域災害救急医療情報システム
EMT	Emergency Medical Team	災害医療チーム
EMTCC	Emergency Medical Team Coordination Cell	災害医療チーム調整セル
ICF	International Classification of Functioning, Disability and Health	国際生活機能分類
ICS	Incident Command System	緊急時総合調整システム
JATEC	Japan Advanced Trauma Evaluation and Care	外傷初期診療ガイドライン日本版
J-SPEED	Japan Surveillance in Post Extreme Emergencies and Disasters	日本版 SPEED
PDD	preventable disaster death	防ぎえた災害死
PEACE	Perinatal Early Assessment and Communication system for Emergency	日本産科婦人科学会大規模災害情報対策システム
PFA	psychological first aid	サイコロジカル・ファーストエイド /心理的応急処置
PTSD	post-traumatic stress disorder	心的外傷後ストレス障害
SCU	Staging Care Unit	航空搬送拠点臨時医療施設

略称	正式名称	日本語表記
SOP	Standard Operation Procedure	標準作業手順書
VTE	venous thromboembolism	静脈血栓塞栓症
WHO	World Health Organization	世界保健機関

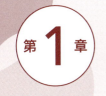

第1章 災害支援において多職種連携がなぜ必要か

　多職種連携の必要性を理解するためには，災害医療の進歩の経緯を知る必要がある。日本の災害医療体制は，平成7（1995）年兵庫県南部地震（阪神・淡路大震災）の教訓から構築され，その後，災害が起こるたびに新たな課題が生じ，その課題に対し1つひとつ対応策を練ることにより発展してきた。多職種連携の必要性に関しても，その過程で明らかになったことである。本章では災害医療体制の変遷とその中で明らかとなった多職種連携の必要性，重要性について述べる。また，あらゆる保健医療福祉活動の基盤となる人道憲章についても述べる。

1）過去の震災で整備されてきた日本の災害医療体制
a. 阪神・淡路大震災での「防ぎえた災害死」の原因
　わが国は災害多発国であり，人々は古来より災害に苦しめられてきた。1946年の南海地震の教訓をもとに1947年に災害救助法が制定され，1959年の伊勢湾台風の教訓をもとに1961年に災害対策基本法が制定された。国は災害に関するこれらの法律を制定し，ある程度災害対応には自負があった。しかし，医療に関しては何の準備もしてこなかったことが露呈されたのが，1995年の阪神・淡路大震災である。阪神・淡路大震災（以下，1.17）では，6,434人の死者のうち，500人が防ぎえた災害死（preventable disaster death；PDD）であった可能性があると報告されている[1]。その原因は4つ挙げられる。1つは被災地に中心的に災害医療を提供する病院がなかったこと，2つ目は被災地に急性期に医療を提供する医療チームがなかったこと，3つ目は重症患者の後方搬送（被災地から被災地外への患者搬送）が行われなかったこと，そして4つ目は，3つ目の原因でもあるが，病院と病院，病院と中央（自治体，厚生労働省）との情報共有が全くできなかったことである。

b. 災害医療体制の 4 本の柱

　1.17 の反省を基に，国（厚生労働省等）は，病院に関しては 1996 年から災害拠点病院の指定整備を始め，現在では全国に 776 か所の災害拠点病院がある。医療チームに関しては，2005 年から災害派遣医療チーム（DMAT）隊員養成を始め，現在では約 1,800 チーム，約 18,000 人の DMAT 隊員が全国にいる。重症患者の後方搬送に関しては，2004 年より広域医療搬送計画を作成し，毎年 9 月に国をあげての訓練が，DMAT だけで 2,500 名を超える規模で行われている。災害時の情報共有に関しては，1996 年から広域災害救急医療システム（Emergency Medical Information System；EMIS）を構築し，数年おきに改定を行っている。1.17 の教訓に基づきできたのが，この 4 本柱を中心とした急性期災害医療体制である。

　すなわち，発災直後に DMAT を非被災地外から被災地に投入し，現場医療活動・病院支援を行い，重症患者を災害拠点病院に集め，災害拠点病院で治療が困難な場合には，被災地内の航空搬送拠点臨時医療施設（Staging Care Unit；SCU）に搬送し，そこから自衛隊機により被災地外へ広域搬送するという計画である（**図 1-1**）。そしてこれらを円滑に進めるために，医療機関の被災状況，DMAT 活動状況を EMIS で情報共有するという体制である。

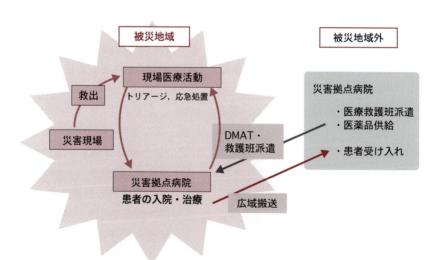

図 1-1　日本の急性期災害医療体制

c. 東日本大震災の実践と課題

　この急性期災害医療体制が試されたのが，1.17 から 16 年後に起こった平成 23（2011）年東北地方太平洋沖地震（東日本大震災，以下 3.11）である。3.11 では，DMAT は 383 隊，1,856 人を被災地に派遣し，初動はほぼ計画通り行うことができた。DMAT 指揮命令系統も国レベル，県レベル，二次医療圏レベルで確立できた。また，広域医療搬送も 19 名と数は少なかったが，実災害で初めて行われた。EMIS は沿岸部の病院からの被災状況の入力がなかったが，一方で入力がないことからその被害の大きさが予想できた。しかし，1.17 と 3.11 では全く医療ニーズが違った。1.17 以降の災害医療は，いかに外傷による防ぎえた災害死を防ぐかに心血を注いできたが，3.11 では外傷患者はほとんど生じず，むしろ数日してから慢性疾患の増悪や感染症などへの医療ニーズがあった。医療ニーズがまったく違ったことにより新たな課題が生まれた。

d. 亜急性期以降の災害医療体制の構築

　3.11 で行われた医療の検証は，有識者を集めて行った「災害医療等のあり方に関する検討会」がある[2]。医療チームに関する課題として，「DMAT の初動はほぼ計画通りに行われたが，計画通り 72 時間で多くのチームが活動を終了したため，医療救護班への引き継ぎにギャップが生じた」ことが指摘された。その課題に対して，DMAT は活動期間を医療救護班に引き継ぐまでの期間，必要なら二次隊，三次隊を出すこととした。医療救護班を適材適所に分配するため，県レベルでは派遣調整本部を，二次医療圏レベルでは地域災害医療対策会議を設置することとした。地域災害医療対策会議は平時から保健所，災害拠点病院，医師会，薬剤師会，消防等からなる会議体をもち，定期的に会議を行い顔の見える関係を作っておき，いざ発災した場合は，自分たちの地域の医療施設の被災状況，避難所などの情報を自分たちで集め，派遣調整本部から派遣されてくる医療チームを自分たちが集めた医療情報に基づいて配分する計画となった。また，その派遣調整本部，地域災害医療対策会議で技術的な支援を行う災害医療コーディネーターを設置した。災害医療コーディネーターは，2019 年度にすべての都道府県で任命が終わっている。3.11 の教訓により亜急性期以降の災害医療体制，医療チームの連携・調整体制が整った。

e. 熊本地震以降の体制整備

3.11から5年後に起きた平成28（2016）年熊本地震では，県レベルでは熊本県医療救護調整本部，二次医療圏では保健医療救護調整本部が設置された。調整本部の名称こそ違うが，3.11の教訓が生かされ，シームレスな引き継ぎ，医療チーム連携が行われた。しかしながら，被災した県および保健所において，医療チームへの指導・情報連絡の流れが不明確であったため連携できず，効率的な支援が行われなかったケースがあり，現場レベルでの保健師チームと医療チームの乖離が課題として残った。この教訓に基づき厚生

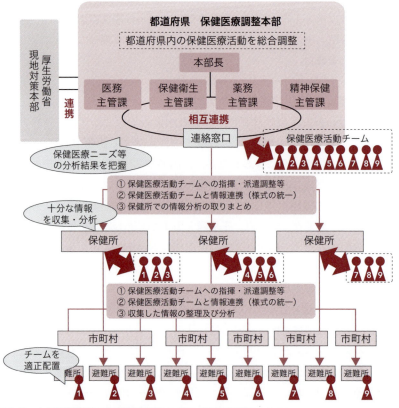

図 1-2 大規模災害時の保健医療活動に係る体制の整備について
（厚生労働省：大規模災害時の保健医療活動に係る体制の整備について，平成29年7月5日
https://www.mhlw.go.jp/file/06-Seisakujouhou-10600000-Daijinkanboukouseikagaku
ka/29.0705.hokenniryoukatsudoutaiseiseibi.pdfより）

労働省は，「大規模災害時の保健医療活動に係る体制の整備について」（平成29年7月5日）を発出し，保健と医療の連携・総合調整（以下，一元化）のための保健医療調整本部の設置を指示した（**図1-2**）[3]。医療チームという呼称も保健医療活動チームという名称にし，保健医療活動チームにはDMAT，日本医師会災害医療チーム（JMAT），日本赤十字社の救護班，独立行政法人国立病院機構の医療班，歯科医師チーム，薬剤師チーム，看護師チーム，保健師チーム，管理栄養士チーム，災害派遣精神医療チーム（DPAT）等すべての保健医療にかかわるチームを含め，関係機関との連絡および情報連携を行うための窓口を調整本部に設置することとした。

2) 災害時に保健・医療・福祉の連携が必要とされた背景

最近の気象災害の頻発により多くの福祉介護施設が被災し多くの犠牲者を出し，保健医療のみでは福祉分野に対応できなかったこと，また令和3（2021）年防災基本計画及び厚生労働省防災業務計画に災害派遣福祉チーム（DWAT）の整備が追加されたため，保健医療活動に福祉活動も統合する必要が生じた。厚生労働省は「大規模災害時の保健医療福祉活動に係る体制の整備について」（令和4年7月22日厚労省）を発出し，従来の保健医療調整本部を「保健医療福祉調整本部」とした[4]。これにより保健，医療，福祉に関するチームは総合調整されることとなった。

3) 保健医療福祉の一元化には多職種連携が必要

保健医療福祉の連携・総合調整はそもそも縦割りであり，それを一元化することは，言うは易く行うは難しである。一元化には組織機関レベルの連携が必要となるが，人員レベルの多職種連携が基盤となる。その多職種連携に必要な事項として，相互理解，情報共有，指揮系統が重要である。

a. 平時の相互理解

まず，平時において互いを知ることが重要である。各々の保健医療活動チームの目的，機能，役割を知り，互いに強みをいかして助け合い弱みを補い合うことにより，相乗効果を発揮することができる。多職種連携による災害支援活動を推進するためには，平時から訓練，会議体等を通じてお互いに顔の見える関係を作っておく必要がある。

多職種との顔の見える関係づくりの一例として，JIMTEF（公益財団法人国際医療技術財団）が開催する災害医療研修コースがある。DMAT事務局は，この研修に対し企画の段階から研修講師まで関与することにより，災害医療の共通言語を共有し，顔の見える関係を構築している。研修には，理学療法士，作業療法士，言語聴覚士，あん摩マッサージ指圧師・はり師・きゅう師，臨床心理士・公認心理師，柔道整復師，栄養士等，多様な専門職が参加している。熊本地震以降，DMAT事務局との顔の見える関係をベースに，多種多様な状況に職能団体として適切な技術・知識を被災者に提供している。

b. 有事の情報共有

2つ目は，有事の際の情報共有である。情報共有ツールとして，前述したEMIS以外に，D24H（災害時保健福祉医療活動支援システム），SIP4D（基盤的防災情報流通ネットワーク）がある。このようなツールを活用し瞬時に情報を共有することにより，すばやく同じ方向性を向くことができ，戦略を共有することができる。しかしながら，ICTが進化しても，多職種連携による災害医療活動を推進するためには，顔の見える関係づくりが重要であることに変わりはない。

c. 指揮系統の重要性

3つ目は，多職種を連携調整するには司令塔が必要である。都道府県レベルでは，保健医療活動チームをまとめる役割を果たす保健医療福祉調整本部が設置されるが，南海トラフ地震のような複数県にわたる大規模災害が起こった場合，各都道府県の保健医療福祉調整本部をまとめる役割を果たす上位組織（国レベル）がない。新型コロナウイルス感染症（COVID-19）対応の反省点として国レベルの司令塔がなかったことがあげられ，2023年9月に内閣感染症危機管理統括庁が設立された。2025年4月には，国立国際医療研究センターと国立感染症研究所が統合され，国立健康危機管理研究機構（Japan Institute for Health Security；JIHS）が創立される予定である。JIHSは感染症総合サイエンスセンターであり，日本版CDC[1]と言われており，感染症に関しては，内閣感染症危機管理統括庁およびJIHSにより，国の司

---

[1]　Centers for Disease Control and Prevention（米国疾病対策予防センター）

令塔ができたことになる。自然災害においても，同様な国レベルの司令塔の整備が待たれる。

4) 災害関連死を防ぐ多職種連携と地域連携 BCP
a. 過去の災害関連死
　災害医療の 1 つの大きなテーマが，災害関連死を防ぐことである。3.11 では 3,800 人を超える災害関連死が発生した〔直接死 18,420 人，関連死 3,802 人（2023 年 12 月末日現在）〕。その原因の主なものとして，避難所等での生活の肉体的・精神的疲労が指摘された[5]。災害関連死を防ぐには，医師，看護師等だけでは不十分で，多職種連携が必要となる。そこで，平成 28 年熊本地震では災害医療コーディネーターを中心に多職種で連携し，早期からの公衆衛生への介入が行われた。食事，トイレ，生活環境，衛生環境，栄養評価，リハビリ，個々のニーズへの対応等きめ細かい対策がなされたが，災害関連死は直接死の 4 倍を超え（直接死 50 人，関連死 226 人，2024 年 4 月現在），この領域はまだまだ改善の余地が大きい。

b. 地域連携 BCP の重要性
　災害関連死を防ぐには，多職種連携のみならず地域連携 BCP[※2] が必要と考える。最近の災害を通して，各々の施設で業務継続計画（BCP）を策定していたとしても，単体ではその対応に限界があることがわかってきた。地域は地域で守るという考えの基に，施設が互いに連携し合い，災害時要配慮者を地域で守る体制が必要である。地域連携の必要性は COVID-19 の経験でも明確となっている。重症患者も熱発だけの軽症患者も一手に引き受けてしまうと病院はキャパシティオーバーによる機能不全に陥ることがわかり，地域のそれぞれの病院が役割分担することにより効率的な医療提供が行われた[6]。

c. 地域連携 BCP の実践
　すでに地域連携 BCP の取り組みが始まっている。倉敷市連合医師会では

※2　BCP（業務継続計画，Bussiness Continuity Plan）とは災害やテロ攻撃など緊急事態に際しても主要な業務を継続できるよう，また早期に復旧できるようにするための計画のことである。

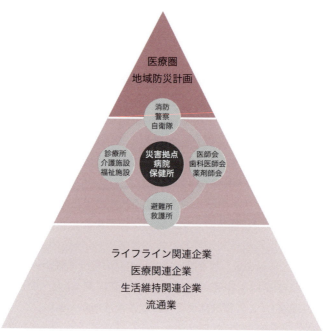

図 1-3　地域連携 BCP

平成30（2018）年7月豪雨（西日本豪雨）の教訓から地域包括BCPプロジェクトを展開している[※3 7)]。また，一般社団法人 Healthcare BCP コンソーシアムでは，Healthcare BCP 体制の構築に寄与する第三者評価方法を開発している[8)]。地域連携 BCP においては，行政，医療・福祉・介護施設だけでなく，社会基盤のインフラ業者等を含んだ三層構造が必要である（図1-3）。自治体あるいは施設は，燃料業者，医療ガス業者などのライフライン関連企業と協定を結んでおくことが重要である。断水時の医療機関への給水に関しても行政と優先順位に関して話し合っておくべきである。地域で医療施設，福祉介護施設を守る体制をとっておくことが重要である。

※3　クリニックや介護福祉施設，歯科医院，薬局などそれぞれのBCPと災害拠点病院のBCPで共通するものをパッケージにし，地域でBCPを作成し，その後マネジメントしようというものである。

多職種連携が必要な理由として，本項では2つの点を強調した。1つ目は保健医療福祉の一元化が推奨されるなかで，多職種連携はその基盤となること，2つ目は災害関連死を防ぐためには，医療提供だけでは不十分で，予防も含めて生活全般を支援する必要があることである。心身の健康があって初めて災害関連死を防ぐことができるが，実践するには多職種連携による支援が不可欠である。

（小井土雄一）

5）人道支援を支える原則とその重要性

　支援者の誰もが，災害などにより影響を受けた人々やその地域を傷つけようとして，支援を行っているわけではない。しかし，支援が，人々を傷つけてしまったことや，地域に対しての負の影響をもたらしたエピソードを耳にすることもある。効果的な人道支援とは人々のニーズを包括的にとらえ，それぞれの支援分野が調整，協力しながら活動を実施することである。それは本書のテーマとなっている災害時における保健・医療・福祉の多職種連携にも関係する。国際災害対応のなかでは，人道憲章は共通理念となっており，様々な指針も示されているが，日本では十分に浸透しているとは言いがたい。本項では，支援者が，支援活動を行ううえでの基本として押さえておくべき人道支援の原則や理念を中心に述べる。

a．人道憲章

　災害医療を実践するには，まずは人道憲章に沿っていなければならない。人道憲章に関しては，スフィアハンドブック（→235頁）を参照いただきたい。そのスフィアハンドブックの基礎となっているものが人道憲章である[9]。人道憲章は既存の法的権利と義務の抜粋であり，支援に携わる者の共通の信念を明文化したものである。災害や紛争の影響を受けた人々が尊重されるべき基本的な権利として「尊厳ある生活への権利」「人道支援を受ける権利」「保護と安全の権利」を強調している。これらを保障することで，人道支援の質と倫理が確保され，被災者や脆弱な立場にある人々の人権が守られることを目指している。

（1）尊厳ある生活への権利

　どのような危機的状況においても，人間としての尊厳を失わずに生活でき

ることを意味する。支援を必要とする人々が飢餓や暴力，差別に直面することなく，自分自身の価値や誇りを保ちながら生活できることを強調している。この権利は，単に物資やサービスを提供するだけでなく，文化や宗教的背景，生活習慣に配慮した支援が求められる。

(2) 人道支援を受ける権利

災害や紛争などで基本的な生活を失った人々が，適切でタイムリーな支援を受けることを保障するものである。すべての人々が食料，水，住居，医療など，生命を維持するために必要な基本的なニーズを満たす支援を受ける権利があることを明確にしている。この権利は，被災者のニーズに基づいて支援が公平に行われることを求めている。支援は，差別なく，公平に分配されるべきであり，支援活動が特定のグループや個人に偏らないように配慮される。

(3) 保護と安全の権利

災害や紛争の被害を受けた人々が，暴力や搾取，虐待から守られることを指す。特に女性や子ども，高齢者，障害者などの脆弱な人々が暴力や危険にさらされないようにするための保護が重要視される。これらの人々が暴力や虐待から保護され，安心して生活できる環境を提供することを求めている。

b. 人道支援の基本 4 原則

国際人道支援の基本的な指針であり，人道的活動が倫理的かつ効果的に行われるために守るべき重要な価値観である。これらの原則は，特に危機的状況や紛争下での支援活動において，支援者が従うべき国際的な基準として広く認識されている。

(1) 人道性 (Humanity)

人間の尊厳を尊重し，被災者や困難に直面する人々のニーズに応じて支援を行うことを意味する。危機的状況や紛争においても，すべての人間が平等に尊厳をもって扱われるべきであり，その苦しみを軽減するために支援が行われるべきだという考えに基づいている。被災者の人権を尊重し，その安全と健康，基本的な生活の質を守ることを目的としている。

(2) 公平性 (Impartiality)

人道支援は，援助を必要としている人々に対して，人種，宗教，国籍，政治的立場，社会的背景などにかかわらず，公平に提供されるべきであるとい

う原則。支援は，最もニーズの高い人々に優先して提供される。COVID-19流行時には，未知の感染症に対する不安から差別や偏見が生じ，必要な人に必要な支援が届けられないこともあった。特定のグループや個人に偏ることなく，最も緊急に支援を必要とする人々に支援活動の焦点を当てることを意味する。年齢，性別，宗教に基づく差別が行われてはならない。

(3) 中立性 (Neutrality)

　人道支援を行う組織や個人は，紛争や政治的，宗教的対立において中立を保ち，いかなる側にも加担しないという原則。人道支援が特定の政治的または軍事的目的のために利用されないことを保証するためのものである。支援者は，紛争や対立のどちらの側にも関与せず，どの当事者にも偏ることなく行動しなければならない。

(4) 独立性 (Independence)

　人道支援活動は，政治的，経済的，軍事的，またはその他の外部の影響から独立して行われるべきであるという原則。人道支援組織が外部の政治的圧力や利害関係から自由であることを保証する。これにより，支援が純粋に人道的な目的に基づいて行われ，他の目的（政治的・軍事的・経済的利益など）に左右されないことが確保される。

　人道支援の基本4原則は，人道支援の基本的な枠組みを提供し，支援活動が倫理的かつ公平に行われることを確保する。

c. 人道支援の必須基準 (Core Humanitarian Standard；CHS)

　CHSは，危機的状況に直面している人々に対する支援の質と説明責任を確保するために策定された国際基準である。国際的に合意された人道原則（人道性・公平性・中立性・独立性）に基づき設定されている。Core Humanitarian Standardと単数で示されていることからもわかるように，これは，1つの基準であり，以下に示す9つのコミットメントの1つも欠かせないというメッセージが込められている[10]。危機や脆弱な状況にある人々を中心に置き，周囲を取り囲むように支援者とその組織がある。

① 自らの権利を行使し，自分たちに影響を及ぼす活動や意思決定に参加できる

② それぞれのニーズや優先順位に応じて，タイムリーで効果的な支援を受けられる

③ 今後起こり得る危機に対する準備ができ，回復力を高められる

④ 人びとや環境に害を及ぼさない支援を受けられる

⑤ 懸念や苦情を安全に伝えることができ，対応を受けられる

⑥ 調整され，相互補完された支援を受けられる

⑦ フィードバックや学びに基づいて継続的に見直され，改善された支援を受けられる

⑧ 他者を尊重し，十分な能力があり，管理が行き届いた職員やボランティアから支援を受けられる

⑨ 支援のための資源が倫理的かつ責任を持って管理されていると期待できる

　CHS は，質の高い人道支援であり，被災者や脆弱な状況にある人々にとって効果的な支援となり，支援者が説明責任を果たすことを目指している。支援者やその所属組織が CHS を実践することで，支援活動が効果的に行われ，支援を受ける人々の権利と尊厳を保つことができると考えている。

d. ギャップによる負の影響を最小限にする

　支援者は，被災した人々が置かれている状況を，よりよくするための支援に各々が考える最善を尽くそうとする。しかし，その時に，その支援計画を，先に述べた人道支援を支える原則等と照らし合わせ，ギャップが生じていないかを確認する必要がある。もし，ギャップが生じているならば，一度立ち止まって，そのギャップで人々や地域に負の影響をもたらすことがないか，そのギャップを最小限にするためにどんなことが必要なのかを評価し，負の影響を最小限にとどめるための対策を考える必要がある。支援者は支援についての説明責任があり，そして受益者を傷つけてはならないからである。

（千島佳也子）

引用文献

1）大友康裕：災害時における広域緊急医療のあり方に関する研究（分担研究），小濱啓

次（研究代表）：新たな救急医療施設のあり方と病院前救護体制の評価に関する研究（平成 17 年度厚生労働科学研究費補助金　医療技術評価総合研究事業）．pp62-64, 2008
https://mhlw-grants.niph.go.jp/system/files/2005/058021/200501247A/200501247A0004.pdf（2024 年 12 月 15 日アクセス）
2）厚生労働省：災害医療等のあり方に関する検討会．https://www.mhlw.go.jp/stf/shingi/other-isei_127359.html（2024 年 12 月 15 日アクセス）
3）厚生労働省：大規模災害時の保健医療活動に係る体制の整備について，平成 29 年 7 月 5 日 https://www.mhlw.go.jp/file/06-Seisakujouhou-10600000-Daijinkanboukouseikagakuka/29.0705.hokenniryoukatsudoutaiseiseibi.pdf（2024 年 12 月 15 日アクセス）
4）厚生労働省：大規模災害時の保健医療福祉活動に係る体制の整備について．令和 4 年 7 月 22 日．https://www.mhlw.go.jp/content/000967738.pdf（2024 年 12 月 15 日アクセス）
5）復興庁 震災関連死に関する検討会：東日本大震災における震災関連死に関する報告．平成 24 年 8 月 21 日
https://www.reconstruction.go.jp/topics/240821_higashinihondaishinsainiokerushinsaikanrenshinikansuruhoukoku.pdf（2024 年 12 月 15 日アクセス）
6）神奈川県ホームページ：新型コロナウイルス感染症対策の医療提供体制「神奈川モデル」
https://www.pref.kanagawa.jp/documents/72697/06.pdf（2024 年 12 月 15 日アクセス）
7）倉敷市連合医師会 川崎医科大学附属病院 倉敷中央病院：地域 BCP（Business Continuity Plan：業務継続計画）プロジェクト
https://www.kurashiki-med.or.jp/sys/file/image/009551.pdf（2024 年 12 月 15 日アクセス）
8）Healthcare BCP コンソーシアム：Healthcare BCP 体制の構築に寄与する第三者評価方法の開発—超高齢社会における災害医療拠点の役割．令和 2（2020）年 5 月
https://square.umin.ac.jp/hcbcp/HBC_200528.pdf（2024 年 12 月 15 日アクセス）
9）スフィアハンドブック 人道憲章と人道支援における最低基準　日本語版第 4 版，p406, 支援の質とアカウンタビリティ向上ネットワーク（JQAN），2019.
10）五十嵐豪, 岡野谷純他（翻訳監修）：人道支援の質と説明責任に関する必須基準（CHS）2024 年版（第 2 版）．p17, 支援の質とアカウンタビリティ向上ネットワーク（JQAN），2024

参考文献

・ 外務省：人道支援　緊急・人道支援我が国の人道支援方針 2011．https://www.mofa.go.jp/mofaj/gaiko/jindo/jindoushien2_1_1.html（2024 年 12 月 15 日アクセス）

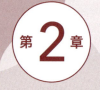

第2章 災害時の保健医療活動体制を知ろう

❶ 保健医療福祉調整本部とは

Ⓐ 保健医療福祉調整本部の役割・機能

1）保健医療福祉調整本部設置の背景

　保健医療福祉調整本部の役割と機能を規定しているのは，令和4（2022）年7月22日に厚生労働省から発出された「大規模災害時の保健医療福祉活動に係る体制の整備について」という通知である[1]。この通知は平成29（2017）年7月5日に発出された「大規模災害時の保健医療活動に係る体制の整備について」という通知を刷新したものである[2]。これらの通知が発出された背景には，医療と保健，さらに福祉の三者が協働して活動しなければ，災害関連死（PDD）を防ぐことができないのではないか，という反省がある。

　1995年1月17日に発災した兵庫県南部地震（阪神・淡路大震災）を契機に，被災地，特に被災現場に医療をいち早く届けるために，2005年に災害派遣医療チーム（DMAT）が誕生した。しかし，2011年3月11日に発災した東北地方太平洋沖地震（東日本大震災）では，超急性期に190チームを超えるDMATが被災三県（岩手県，宮城県，福島県）に到着したが，現場や病院内に災害超急性期医療の対象と考えられていた外傷やクラッシュ症候群を負った被災者を見つけることができず，各地を転々とするDMATや待機のまま活動期間を終えるDMATが続出した。一方，同震災に関して後日行われた検討では，災害関連死が災害死の約20％を占めていたという事実が明らかとなった。

　これ以降，外傷やクラッシュ症候群でなくとも，被災地で必要とされる医療を担当する者がいなければ，DMATはどのような医療でも行う，という隊員養成教育がなされるようになった。また同災害では，避難所の衛生環境

の悪化や，地域保健機関が被災し，保健福祉が不十分となってしまう時期が生じたこと，さらにもともと保健，医療，福祉の三分野を横断的に連携する仕組みが乏しかったことなどが，災害関連死の要因と推察されている。

2016年4月14日に発災した熊本地震で，阿蘇保健所圏域では（地域）保健医療福祉調整本部の先駆けとなるADRO（Aso Disaster Recovery Organization；阿蘇地区災害保健医療復興連絡会議）という会議体が設置され[3]，急性期から医療と保健が一体化した本部体制を展開し，人員と機動力に余裕のあったDMATなどの医療チームがその本部事務局機能を担った。しかし事後の調査で被災全域を振り返ると，災害関連死が災害死の約80％にも及んだことが明らかとなった。

このような経緯に基づき，我が国では急性期から医療・保健が連携する本部を設置し，保健・医療に関する支援状況を把握し，被災者の健康危機管理を行うことがきわめて重要であると再認識され，前述の平成29年7月5日通知が発出された[2]。さらに，2019年8月から10月に被害の大きな風水害が続き，その対応を通して，高齢化が進む我が国では平時の要配慮者支援を災害時にも継続することの重要性が指摘され[4]，令和3（2021）年防災基本計画や厚生労働省防災業務計画の整備などで早期の福祉支援が明記され，令和4年7月22日の厚労省通知が発出されたのである[1]。

2) 保健医療福祉調整本部の役割・機能

令和4年7月22日の厚生労働省通知では，保健医療福祉調整本部は都道府県災害対策本部の下に設置するよう定められ，その役割と機能は，（1）保健医療活動チームの派遣調整，（2）保健医療福祉活動に関する情報連携，（3）保健医療福祉活動に係る情報の整理及び分析等の保健医療福祉活動の総合調整，の3つであると記載されている[1]。以上の3点について，なぜこれらの役割と機能が必要といわれるのか，その理由を述べたい。

被災地に生じる医療負担として，

（ア）被災によって直接的に傷害を負った人々への急性期医療の提供

（イ）直接的には傷害を被ってはいないものの，平時の医療施設へのアクセスが困難となった人々への慢性期医療の継続支援

（ウ）避難所等での生活を余儀なくされ，生活環境の変化から生じる健康被害への支援

の3つがある。これまで被災地に支援に入る医療チームの種類は少なく，そのなかでDMATは（ア）を担当することが多く，一方日本赤十字社の救護班（日赤救護班）は（イ）や（ウ）を担当することが多かった。しかし，現在では日本医師会災害医療チーム（JMAT），独立行政法人国立病院機構の医療班，全日本病院医療支援班（AMAT），日本災害歯科支援チーム（JDAT），薬剤師チーム，災害支援ナース，災害派遣精神医療チーム（DPAT）など，災害のたびに被災地に支援に訪れる医療チームは増加しており，互いに知り得た情報を共有し，それぞれの果たす役割や範囲を協調しながら支援を行うことが必要となっている。また支援者である医療チームが担う役割を，どのように地元の医療体制に移行していくべきか，その方法を早期から検討する必要もある。

　一方，被災者の生活は停電や断水のなかでのものとなるため，自宅か避難所かにかかわらず，食事内容や衣食住の変化，特にトイレなどの衛生環境の変化などから，糖尿病や高血圧症などの生活習慣病の発生や増悪，感染症への罹患などの健康被害が生じやすい。このような衛生・公衆衛生面を評価・支援するために保健師の活動が重要となる。しかし平素から保健師が果たすべき業務は膨大であり，被災地内だけでなく被災都道府県内の保健師を動員しても対応は困難であることが多い。そこで，これに対して他の都道府県から災害時健康危機管理支援チーム（DHEAT）や保健師チームなどの派遣を受けるスキームが構成されるようになった。このような保健分野の支援者の多くは公的機関に所属する職員であり，長期間の支援は困難であるため，やはりどのように地元の保健体制に移行していくべきか，その検討は早期から必要である。

　ところで，医療，保健，福祉の3分野は，平素から互いに協力体制が重要であるものの，それぞれの境界が不鮮明であることも多い。被災地では，これら3分野がそれぞれに脆弱となり，互いの境界は平時以上に不鮮明となる。（イ）や（ウ）などの担い手をどのように確保するかは，災害関連死を防ぐためにきわめて重要な課題となる。

　DMATなどの急性期災害医療チームは車輌等の機動力を有する隊が多く，急性期に被災地に入る人数が保健や福祉分野に比べて圧倒的に多い。よって医療チームは被災者への医療提供だけでなく，保健・福祉支援に役立つ情報収集をする役割も期待されている。具体的には，令和4（2022）年7月22

日の厚生労働省通知[1] に添付されている「被災者に関するアセスメント調査票」,「施設・避難所等ラピッドアセスメントシート」や「J-SPEED」などが情報収集ツールとなる※。このように,医療,保健,福祉の3分野の支援者が互いに収集した情報を共有し,被災者の健康被害を防ぐために課題を検討し,地元の3分野の担当者とともに対策を立て,どのように地元体制に移行していくかを検討すべき場が,保健医療福祉調整本部である。高齢化と少子化が進む我が国では,過疎化する地域が被災した場合には,支援者が撤収しても成り立つ地元復興計画を,早期から模索することがきわめて重要であり,このことが保健医療福祉調整本部を早急に設置する理由でもある。被災地内で支援の濃淡や空白地域が生じないように留意するとともに,縦割り構造とならないよう,3分野横断の重要性を理解する必要がある。

Ⓑ 保健医療福祉調整本部の運営,構成員・組織体制

　これまで我が国で起きた自然災害では,県庁の災害対策本部の直下の組織として保健医療福祉調整本部,さらに各保健所に地域保健医療福祉調整本部が設置され,保健所圏域を1つのエリアとして活動してきた。本部を統括する責任者は,今後,事前に各自治体によって決定されることも増えると考えられるが,これまでは地元保健所長や災害医療コーディネーターが指名されることが多かった。

　前述したように,この本部に期待されている機能は,(1) 保健医療活動チームの派遣調整,(2) 保健医療福祉活動に関する情報連携,(3) 保健医療福祉活動に係る情報の整理及び分析等の保健医療福祉活動の総合調整の3つである。そのための組織づくりとしては,米国連邦緊急事態管理庁(FEMA) が採用している組織構造であるインシデント・コマンド・システム (Incident Command System；ICS) が参考にされることが多い。本部運営の指標としては,いくつかの指標が発行されているが[5,6],具体的な組織図を規定したものはない。しかし,一般的に指揮運用部門の下に,保健・医療・福祉の各分野の情報を収集する部門,活動隊を運用する部門,搬送部門,リエゾンをまとめる部門,本部運営のための事務部門が設置されること

※　厚生労働省ウェブサイト：http://www.mhlw.go.jp/content/10900000/000806953.pdf より閲覧可能

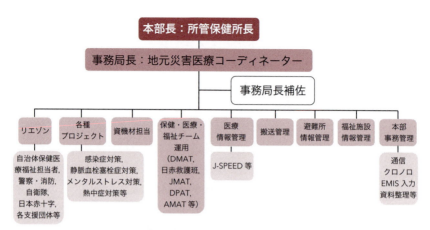

図 2-1 地域保健医療福祉調整本部　組織図の例

が多い。概要は，都道府県庁に設置される保健医療福祉調整本部も，その下部組織として保健所等に設置される地域保健医療福祉調整本部も同じである。平成30（2018）年7月豪雨（西日本豪雨）で岡山県倉敷市に設置された保健医療調整本部や，令和6（2024）年能登半島地震で能登中部に設置された地域保健医療福祉調整本部で用いられた組織図を参考に，昨今の災害で標準的と思われる本部組織図を提示し（**図 2-1**），以下にその概要を紹介する。

　地域保健医療福祉調整本部では，所管保健所長が本部長となることが多い。しかし，被災地の保健所長は多忙を極めるため，実務的には地元災害医療コーディネーターなどが本部差配を担当することが多い。

　本部には，様々な部署が必要である。まず本部が所管内で活動する保健・医療・福祉の支援チームを受付・登録し，その活動内容を指示する部門，各チームが収集した情報を整理する部門が必要である。その他，傷病者等を搬送する手段や搬送機関をマッチングさせる搬送管理部門，被災地内の保健・医療・福祉機関に必要な資機材を手配する部門，管内で行われる感染症対策，静脈血栓塞栓症（venous thromboembolism；VTE）対策などのプロジェクトを所管する部門も必要である。

　本部では各部門の活動状況を日々把握し，被災地内の情報をまとめ，翌日以降の本部活動方針を更新していかなければならない。そのためにも本部には事務部門が必要である。この事務部門には経験が必要であることが多く，

後述するDMATロジスティックチームやDHEATが充てられることが多い。

　また活動方針を共有し一体感を維持した復興活動を行うために，各支援団体だけでなく，被災地内の保健・医療・福祉部門は，本部にリエゾンを設置することが望ましい。

　続いて，過去に本部活動に参加した団体のいくつかを列記し，その役割について述べるが，各団体についての詳細は4章を参照いただきたい。

- DHEAT（災害時健康危機管理支援チーム）：都道府県災害対策本部内に設置される保健医療福祉調整本部および保健所等の指揮調整機能等が，円滑に実施されるよう応援するために派遣される，被災地外の都道府県等の職員から構成されるチームで，保健行政的視点に立ち，俯瞰的に地域を見て，本部機能，保健所機能の維持等を行うことが期待されている。
- DMAT（災害派遣医療チーム）：災害拠点病院に所属し，専門的な訓練を受けた医師・看護師等から構成され，災害発生直後から活動できる機動性を備えた急性期医療チーム。設立当初は，災害急性期の医療対応を主たる活動としていたが，昨今は急性期から亜急性期まで，避難所や福祉施設等の被災スクリーニング活動や感染症クラスター施設への対応，さらにDMATロジスティックチームは，保健医療福祉調整本部で本部活動など，幅広く活動する。
- DPAT（災害派遣精神医療チーム）：被災地で精神科医療および精神保健活動の支援を行う。
- 日赤救護班：都道府県すべてに支部をもち，平時は各地の赤十字病院に所属，応急医療，避難所を中心とした被災者の巡回診療，現地の病院業務支援を行うほか，こころのケアチームを有し，被災者や支援者等への精神的ケアを行う。
- JMAT（日本医師会災害医療チーム）：日本医師会に所属する医師と，看護職員等から構成され，避難所や救護所等での医療や健康管理，被災地の医療機関への引き継ぎなどを行う。
- AMAT（全日本病院協会災害時医療支援活動班）：全日本病院協会が，災害時に民間病院の連携を強固にする目的から設立した，急性期から亜急性期に災害医療活動を行う組織である。

- JRAT（日本災害リハビリテーション支援協会）：生活不活発や災害関連死を防ぐために理学療法・作業療法，義肢装具に関連する団体に所属する隊員が，被災者・災害時要配慮者などの自立生活の再建・復興を目指す活動を行う。避難所での生活レベルの改善への貢献が期待される。
- JDA-DAT（日本栄養士会災害支援チーム）：緊急栄養補給物資や，嚥下食，アレルギー対応食などの支援など，状況に応じた栄養・食生活支援を行う。食事の種類が少ない避難所で，食生活の改善への貢献が期待される。
- 被災地の医師会・歯科医師会・薬剤師会：地域性を理解し，被災前の状態に復興するために欠かすことができないリエゾンであり，早期から本部会議に参加してもらうことが重要である。
- 日本看護協会（災害支援ナース）：被災地の医療機関や社会福祉施設の職員は，被災者でもあることが多く，自ら疲弊しているため，人的支援が求められる。

Ⓒ 多職種連携を支える本部活動の実際

　本部は，県庁に設置される保健医療福祉調整本部と，被災地を所管する保健機関に設置される地域保健医療福祉調整本部の二段構成となることが多い。

　地域保健医療福祉調整本部は，日々の活動方針を明確にし，担当地域で活動する各団体の活動報告を速やかに整理し，課題解決の方策を立て，必要があれば上位組織である保健医療福祉調整本部に報告する。災害急性期には，本部内で活動する被災地外からの支援者は，活動期間が3日程度と短い場合も多く，課題解決のためにも，またその後の本部体制維持や拡大の必要性を考慮するためにも，早急な情報整理と解決が必要である。そのためには様々な会議が必要であるが，会議の種類と回数は少なく，所要時間は短くあるべきである。効率のよい本部内・本部間会議のためには資料作成や整理や議事録作成，さらにそれらの保管がきわめて重要である。最近はこれらの会議にオンライン会議システムを用いることも多く，本部には会議運営に長けた事務局機能が必要となる。

　本部内・本部間の情報連携ツールとして J-SPEED を，また支援活動を行う各団体のリエゾンが本部内で果たすべき役割について，以下に紹介する。

1）J-SPEEDの活用

　2012年に日本診療情報管理学会，日本病院会，日本医師会，日本救急医学会，日本集団災害医学会（現 日本災害医学会）の5団体が，災害時のための標準的診療記録をつくる目的で「災害時の診療録のあり方に関する合同委員会」（小井土雄一委員長）を結成，その後国際協力機構（JICA）と日本精神科病院協会が加わった7団体で検討され，災害診療記録が作成された。そのなかに，各医療チームがどのような患者を，何人診療したかを集計するツール（J-SPEED）がある。起源は，フィリピン国保健省とWHOが共同開発したSPEED（Surveillance in Post Extreme Emergencies and Disasters）という報告手法で，これをもとに日本で改良を加えたものがJ-SPEEDである。これは，個々の診断名を集計するのではなく，医療チームが日々新たに何人の患者の診療をしているのか，外傷・環境障害，感染症の患者数，災害関連性の有無，などを日々集計する公衆衛生ツールである。保健医療福祉調整本部では，J-SPEEDによって被災地での医療ニーズの内容とその傾向を知ることができ，どのような保健・医療支援を，どの被災地に行うべきか，さらには医療チームの外部支援をどのくらい長く求めるべきか，などを客観的に判断できるようになる。

　都道府県庁単位として用いられたのは平成28（2016）年熊本地震からであるが，その後は災害のたびに使用され，現在では一般診療版のほか，精神保健医療版も運用されている。さらに令和6（2024）年能登半島地震では，支援者の健康状態の把握のためにも使用されるなど，利用の幅を広げている。電子化，スマートフォンアプリ開発も進み，被災地外からオフサイト支援が行われることも増えた。すなわち被災地を俯瞰した情報共有をオンタイムで行うことができるようになっており，本部ではこれらの進歩を効果的に利用すべきである。

2）多職種のリエゾン活用

　被災地に急性期から支援に入る支援団体は，新たな災害が発生するたびに増えている。急性期から亜急性期にかけては，支援の必要な業務が次々と明らかになり，団体数が多いことはありがたいことであるが，各団体が担当する内容が他の団体と重なることもあり，保健医療福祉調整本部には各団体の窓口となるリエゾンが配置されていることが望ましい。日々の活動状況や，

被災地各所で発生する新たな問題点を，本部に上げて本部内にいる各リエゾン間で共有することは，年々その重要性を増している。また各団体が支援できる期間は団体ごとに異なり，他のどの支援団体に引き継ぐか，あるいは地元体制に引き継ぐことができるのかも検討すべきであり，地元の保健・医療・福祉分野のリエゾンも，本部に配置されていることが望ましい。

保健医療福祉調整本部は，被災地での直接的，間接的を問わず災害関連性の健康被害を防ぐために，早期から立ち上がることが必要である。地元が有する保健，医療，福祉の三分野の力と，三分野の支援団体の力を合わせ，効率よく被災地内の情報を収集，急性期対応を遅滞なく行い，再び地元の三分野を中心とした体制にできるだけ早期に戻すことが本部設置の目的であり，復興である。

地域の過疎化，高齢化が進んでいるなか，自然災害大国である我が国では，被災地復興を改善することはきわめて重要で，そのためにも保健医療福祉調整本部の機能や体制を見つめ直す必要がある。

（中森知毅）

引用文献

1) 厚生労働省：大規模災害時の保健医療福祉活動に係る体制の整備について．令和4年7月22日
   https://www.mhlw.go.jp/content/000967738.pdf（2024年12月15日アクセス）
2) 厚生労働省：大規模災害時の保健医療活動に係る体制の整備について．平成29年7月5日
   https://www.mhlw.go.jp/file/06-Seisakujouhou-10600000-Daijinkanboukouseikagakuka/29.0705.hokenniryoukatsudoutaiseiseibi.pdf（2024年12月15日アクセス）
3) 中森知毅，三田直人，伊藤宏保，他：平成28年（2016年）熊本地震におけるADRO（阿蘇地区災害保健医療復興連絡会議）立ち上げの経緯と活動．日災医会誌25(1)：34-41, 2020
4) 災害福祉支援フットワーク，DWATの実態把握，課題分析及び運営の標準化に関する調査研究事業報告書．令和5(2023)年3月　株式会社　富士通総研．令和4年度生活困窮者就労準備支援事業費等補助金　社会福祉推進事業
5) 「災害発生時の分野横断的かつ長期的なマネジメント体制構築に資する研究」班（研究代表者　尾島俊之）：保健医療福祉調整本部等におけるマネジメントの進め方2022（暫定版），厚生労働行政推進調査事業補助金（健康安全・危機管理対策総合研究事業）
   https://mhlw-grants.niph.go.jp/system/files/report_pdf/202127007B-sougou.pdf（2024

年 12 月 15 日アクセス）

6）災害時健康危機管理支援チーム（DHEAT）活動ハンドブック（第 2 版）．令和 5 年 3 月
https://www.mhlw.go.jp/content/10900000/000998894.pdf（2024 年 12 月 15 日アクセ
ス）

Column　行政の役割

　我が国は自然災害大国であるが，災害対応を本来業務とする行政職員だ
けで被災対応することはできず，ボランティア精神をもった各種専門職の
協力に多大に頼った支援活動を行っている。このことを諸外国の災害対応
者に話すと，大変驚かれることが多い。

　様々な災害が，予想されていなかった地域でも発生する我が国では，「今
日の支援者は明日の受援者かもしれない」といった状況であり，「災害対応
は特別な人の特別な仕事」とすることはできない。また「困っている人に
何か助けとなることをしたい」と考える我が国特有の美徳をもつ人々が多
いことから成り立っている現状なのかもしれない。

　しかし，災害支援・復興には被災地を俯瞰した方針策定と，その方針に
向かって日々誰がどのように対応し，その成果はどのように上がっている
のか，方針修正の必要性の検討を繰り返していくことが重要で，その指揮
運営は，本来は行政が行うべき業務である。ただ，我が国では，これまで
の災害対応の歴史から，ボランティア精神をもった各種専門職のなかに，
豊富な経験をもつ人材がいる現状もあり，これらの人材を登用することも
考慮すべきである。

　小さな政府を目指した我が国では，被災地が複数の自治体にまたがる災
害時には，その方針の弱点が露呈しやすい。行政自らが広域を俯瞰する本
部と，局地を有効に対応する本部の両者を素早く設置し，時期を経て保
健・医療・福祉の三分野を，平時の自治体体制に戻すことができる時期に
なったか，あるいはどの分野だけは特別な体制を残すべきなのかを，いち
早く判断していくことも行政の大切な役割である。

　保健医療福祉調整本部は，我が国のこれまでの災害対応を，現代にふさ
わしい体制で行うための重要な機能体であるが，自然災害が繰り返し発生
する我が国では，本部体制の長期化を避け，速やかに地元体制へ移管する
判断も行政に期待したい。

（中森知毅）

2 災害医療コーディネーター

1) 災害医療コーディネーターの出現まで

　被災地では災害によりこれまで使用していた場所や機器等が使用できなくなるだけでなく，人的資源も平時同様に機能させることは難しい。東日本大震災では多くの自治体庁舎そのものが被災し，行政機能が麻痺する事態に陥った。物資に関しても，事前の備蓄のみでは膨大かつ多彩な需要への対応は難しい。このように，災害時にはライフラインの確保に加え，人的・物的資源の確保と投入も優先課題となる。

　被災地における人的資源の確保は法律に基づき，被災都道府県が非被災都道府県に対し必要とする職種や分野ごとに支援の要請を行う。この他，市町村間の協定に基づくものや，各種団体の自主的活動による支援もある。保健分野には保健師や保健所職員が，医療分野には医療チームが派遣されるなど，各分野を担う職種が個別に支援する仕組みである。支援を要請する担当者の多くは，災害時の保健医療福祉に関する専門的な知識や支援の受け入れ（受援）の経験が必ずしも豊富とはいえず，自らも被災し，経験のない膨大な業務ににわかに追われる状況にあり，外部支援要請は非常に厳しい。混乱のなか，疲労と慣れない業務が発生し受援に伴う業務を敬遠せざるを得ない状況もまれではない。

　平成7（1995）年兵庫県南部地震（阪神・淡路大震災）までは，日本赤十字社，国立病院，あるいは都道府県などが編成する医療チームが派遣された。その後に養成されたDMATは都道府県庁にDMAT調整本部を設置し，厚生労働省（DMAT事務局）との間で派遣調整を行うようになる。ところが，国難となった東日本大震災では，全国から多数の支援団体が被災地に入ったものの，これらを調整する体制が貧弱であり，必ずしも有効に活用できなかった。

　支援活動の規模やそのあり方には所属団体，職種等により幅がある。支援者は指示がなければ，独自の判断で行動する。需要と供給の均衡が崩れた状況において，まとまりのない個別の支援活動は，逆に妨げとなるため，有効かつ効率的な支援には需要と供給の均衡状況の評価に基づいた調整や指示が必要である。このような背景から，行政による支援を除く災害支援として比較的規模の大きい医療チームに係る調整体制，すなわち災害医療コーディ

ネート体制の整備が進み，職員への助言者として中心となる災害医療コーディネーターを都道府県が委嘱するようになった。

2）災害医療コーディネート体制モデル

　被災の現場である市区町村の需要を外部支援の窓口である都道府県庁に集約し，資源を市区町村に分配するためには，**図 2-2** に示すように原則として3層での調整モデルが必要である。そして，この3層各々が調整機能をもつためには，それぞれに拠点を設置する必要がある。災害救助法の実施主体が都道府県であり，外部支援の窓口となることからも都道府県の階層では都道府県庁に設置することは明らかである。被災市区町村が1つであれば，都道府県庁と1対1の対応が可能であるが，複数の市区町村が被災するような状況では，都道府県庁といえども1対1対応ができなくなるため，二次医療圏の階層にも保健所等に拠点を設置し，管轄の市区町村の需要に関する情報を取りまとめ，被災市区町村と都道府県庁との橋渡しを行う必要がある。

　政令指定都市は，その規模により二次医療圏に相当するが，2019年4月の災害救助法の改正により救助実施市という位置付けになり，これまで県庁

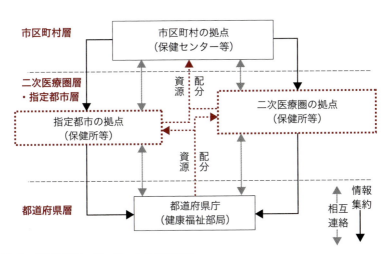

図 2-2　災害医療コーディネート体制モデル
〔森野一真：災害医療コーディネートに関する研究，小井土雄一（研究代表）：東日本大震災の課題からみた今後の災害医療体制のあり方に関する研究（平成26年度厚生労働科学研究補助金地域医療基盤開発推進研究），p179，2014より作成〕

が担ってきた業務を事前協議により政令指定都市が担う場合がある。また，人口規模の大きい政令指定都市はその内部だけで2層や3層の構造が必要になる場合がある。市区町村レベルにおける調整拠点の設置に関しては，設置計画がない場合が多い。そのため，災害発生後，外部支援者に調整拠点の設置が必要であると指摘されることが少なくない。理由の1つとして人員不足が挙げられるが，最も大きな理由は，平時の市区町村に医療政策を担当する部署がなく，災害時に突然発生する命と健康にかかわる医療需要やその対応経験に乏しいことから想像できないことにあると考える。

3）災害医療コーディネートチーム

それぞれの拠点では，責任者は自治体職員であるが，調整に必要となる具体的な情報管理や，調整に係る実務の多くは，災害医療コーディネーターを中心とするコーディネートチームが行う。このチームは平時にはなく，にわかに立ち上げられる，いわば寄せ集めのチームであるが，中心は被災地の医療事情に精通する災害医療コーディネーターが担う。調整が定型的な日常業務レベルにならない限り，土地勘のない者やその地域の医療に馴染まない者が調整にかかわることは難しい。具体的な個々の調整業務の内容はここでは述べないが，「被災者の命と健康を守る」という調整の目的は普遍である。一方，各層における調整の規模やあり方は，各階層の守備範囲に応じた調整を心がけ，各層で異なることに留意する。資源が枯渇するなか，個々の事案や個人への対応を都道府県庁が行うことは現実的ではない。もし，そのような状況が生じるとすれば，市区町村あるいは二次医療圏における調整体制が立ち上がっていないか，機能していないかのいずれかである。

4）保健，医療，福祉三分野の調整の必要性

平時は，保健，医療，福祉分野はそれぞれ役割を分担し，分野が重なる領域は個別に対応している。三分野にまたがる協議が必要な事例は解決に難渋することが少なくない。ところが災害が発生すると，ライフラインの障害や途絶，建物被害，物資喪失などにより平時の役割分担通り業務を遂行することができなくなるだけではなく，保健，医療，薬事，精神，障害，介護，福祉など三分野の各部署の垣根を越えた調整を要する割合が急激に増大する（図2-3）。このような状況はこれまでの災害でも発生しており，三分野を

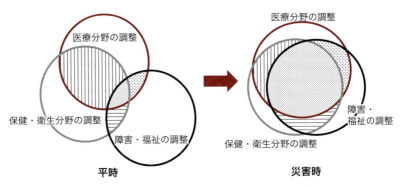

図 2-3　平時と災害時の保健，医療，福祉分野における調整範囲の違い

調整する必要性は認識されてはいたものの，体制構築までに至らなかった。

　平成 28（2016）年熊本地震後，保健分野の支援の重要性が認識され，これまでの医療調整に加え保健と医療を合わせて調整する「保健医療調整本部」が設置されるようになる。その後毎年のように発生する風水害において介護老人福祉施設等の被災が注目されるようになり，2022 年 7 月に「保健医療福祉調整本部」の設置に関する通知が厚生労働省より発出されている。この間，厚生労働省は健康危機管理強化に向けた DHEAT（災害時健康危機管理支援チーム）を立ち上げた。医療救護分野では DMAT ロジスティックチームや災害医学会等をはじめ本部機能強化への関与を強め，保健，福祉分野の支援にかかわるようになった。このような動きはあるものの，保健医療福祉調整本部の具体的なあり方については示されておらず，今後の進展が期待されるが，すでにコーディネート体制を構築している医療救護のように，災害医療コーディネート体制の 3 層モデルに準じ，保健，福祉それぞれが各々のラインをまとめる体制を構築しつつ，3 つの分野の情報管理や調整を行う調整班が中心となるような保健医療福祉調整本部体制モデル（**図 2-4**）が必要と考える。

5）災害医療コーディネーターの養成と委嘱の状況

　災害時における保健，医療，福祉三分野の調整には知識や技術を要することから災害医療コーディネーターの養成研修が行われている。認定 NPO 法人災害医療 ACT 研究所は 2012 年より主に都道府県単位で，養成研修を職

28　第2章　災害時の保健医療活動体制を知ろう

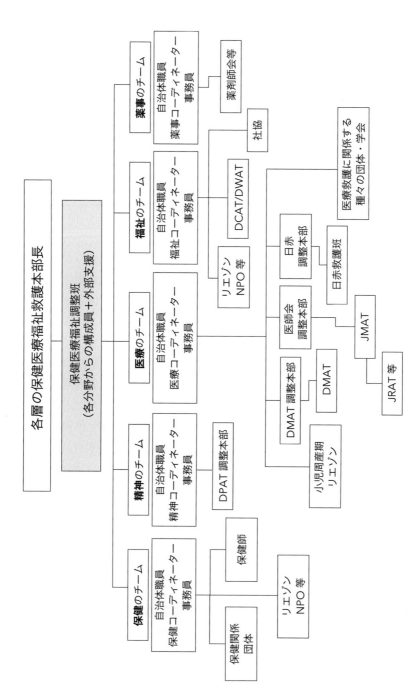

図 2-4　保健医療福祉調整本部モデル

種の制限なく，2024 年 7 月時点で 32 道府県を中心に 245 回行い，8,303 名が受講している。厚生労働省は全国を 3 ブロックに分け，各都道府県から委嘱を受けた医師（統括 DMAT 登録者，日本赤十字社，日本医師会）と行政担当者を 1 チームとした研修を 2014 年より年 3 回，2023 年 3 月時点で 30 回行い，1,839 名が受講している。

　2021 年 7 月時点で 2,218 名が都道府県による委嘱を受けているが，資格要件や技能維持体制が不明瞭であること，都道府県庁と二次医療圏拠点（保健所など）を兼務する委嘱があること，市区町村で活動するコーディネーターの指定が進まないことなどの課題が挙げられる。

（森野一真）

6) 災害時小児周産期リエゾンの活動

a. 災害時小児周産期リエゾンとは

　リエゾンとは，フランス語が語源となっており，組織間の連絡，連携を意味する。災害時に妊婦や新生児，小児を救うためには，小児周産期医療施設が少しでも効率的かつ迅速な災害対応を行う必要があり，急性期の災害医療を担う DMAT や災害医療コーディネーター，また行政などと小児周産期医療従事者の連携が不可欠である。災害医療ネットワークと小児周産期医療ネットワークをうまくつなげるためには，被災都道府県に設置される保健医療福祉調整本部に小児周産期医療従事者が入り，情報を共有し，連携しながら支援活動を行う必要がある。この双方のネットワークをつなぐ役割を担うのが災害時小児周産期リエゾン（以後，小児周産期リエゾン）となる。

　平成 31（2019）年 2 月に厚生労働省より災害時小児周産期リエゾン活動要領が発出された。その活動要領のなかでは，小児周産期リエゾンとは「保健医療福祉調整本部において，被災地の保健医療ニーズの把握，保健医療活動チームの派遣調整等に係る助言及び支援を行う都道府県災害医療コーディネーターをサポートすることを目的として，都道府県により任命された者」と定義されている。定義に記載されている通り，小児周産期リエゾンは災害医療コーディネーターの下で専門的知識をもって活動することとなる（図 2-5）。

　委嘱の進捗状況については都道府県によって差があるのが現状ではあるが，職種としては主に，産婦人科医，小児科医，新生児科医，助産師が任命されている。2016 年より養成研修が開始され，2023 年度末までに約 1,500

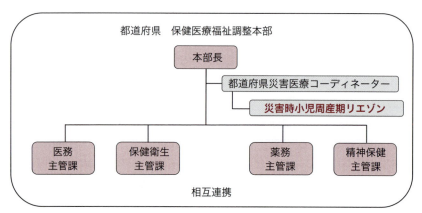

図 2-5　大規模災害時の体制モデル
(厚生労働省：別添 2　災害時小児周産期リエゾン活動要領，平成 31 年 2 月 8 日 https://www.mhlw.go.jp/content/10800000/000478156.pdfより作成)

名が研修会に参加した。都道府県によっては独自の養成研修，また技能維持研修を開催しているところもある。

b. 災害時小児周産期リエゾンの主な活動

　小児周産期リエゾンは小児ネットワーク，新生児ネットワーク，産科ネットワークからの情報を集約し，保健医療福祉調整本部で行政や災害医療コーディネーター等と集めた情報を共有し，支援につなげていく。小児周産期領域の情報収集は，EMIS（広域災害救急医療情報システム）以外に，4 章（→ 136 頁）で紹介される PEACE（日本産科婦人科学会が中心となって開発された大規模災害対策情報システム）を使って行われる。本システムは，分娩にかかわる情報や NICU の空床情報など小児周産期領域に特化した情報が共有可能なシステムである。本システムを活用しながら，急性期には搬送や物資支援，医師派遣調整などの医療支援調整を行う。また，亜急性期以降は母子保健活動の調整が期待されている（図 2-6）。

　これらの役割を円滑に行うためには，平時の活動も重要である。災害時小児周産期リエゾン活動要領には平時の活動として，「当該都道府県の平常時における医療提供体制等を踏まえ，災害時における小児・周産期医療提供体制の構築について，都道府県に対して，平常時から助言を行うこと」[1] と記

情報収集・発信	医療支援調整	保健活動
都道府県庁内で活動し，現場の医療機関などからの情報を収集する。 得た情報を都道府県・市町村，DMAT，自衛隊等と適切に共有する。	必要な医療資源を把握し，学会への派遣依頼や調整をはかる。 都道府県庁および現地へ赴いて得た情報を元に計画を立案する。	保健医療活動チームや保健所からの情報を活用し，避難所での乳幼児，妊産婦のニーズに対し，必要な対応をはかる。
(例) ・搬送ニーズを把握し，DMAT 搬送調整担当者につなぐ ・医療資機材等の不足を確認し，行政の担当者，学会や支援団体へつなぐ ・アレルギー食の手配状況を把握し，周知を図る ・医療機関の被災情報と稼働情報を収集し，発信する	(例) ・小児科医，産婦人科医のニーズを把握し，学会や行政との医師派遣調整を行う ・被災地の医療機関を訪問し，具体的な調整を行う ・医療的ケア児の情報を収集し，必要な支援調整を行う ・行政，医療機関が意見交換をできる場を提供する	(例) ・子どもの遊び場提供 ・妊婦の健康状態についてのアセスメントを計画して実施 ・乳幼児，妊婦への情報提供方法を検討して実施

図 2-6　災害時小児周産期リエゾンの活動内容

載されている。また，これらの活動は，災害医療コーディネーターと連携して行うことが期待されている。

(岬　美穂)

引用文献

1) 厚生労働省：別添 2　災害時小児周産期リエゾン活動要領．平成 31 年 2 月 8 日
https://www.mhlw.go.jp/content/10800000/000478156.pdf（2024 年 12 月 15 日アクセス）

第3章 多職種連携とはどういうことか

　平成29（2017）年7月に厚生労働省通知「大規模災害時の保健医療活動に係る体制の整備について」が各局長連名で発出され，被災都道府県は保健医療調整本部を設置し，被災都道府県・保健所・市町村との連携および地元関係機関や支援チームとの連携によって体制を構築し，派遣調整や情報の収集・整理・分析を行い保健医療活動の総合調整を行う必要性が示された。その後，保健医療のみでは福祉分野に対応できないことから福祉支援の重要性が認識され，令和4（2022）年7月に厚生労働省通知「大規模災害時の保健医療福祉活動に係る体制の整備について」が発出され，「保健医療福祉調整本部」に変更された。

　令和6（2024）年能登半島地震[1]では，高齢者施設307か所，障害者施設48か所で停電・断水などの被害があったことから，被災地の社会福祉施設から要介護者等の広域搬送が実施された。また，一時的な収容施設として2か所開設された1.5次避難所[※1]への搬送が行われた。これらは，保健医療福祉調整本部が機能した事例といえる。一方，現場では搬送に際しての情報共有の難しさ，搬送された人々に関する情報不足が1.5次避難所で活動した支援者の負担となったとの指摘もある。また，厳しい避難生活環境が長期化したことや災害関連死など被災地で繰り返される課題は解決に至っていない。

　米国のインシデント・コマンド・システム（ICS）では，共通の言語や用語の使用，複数組織が関与する現場での統一指揮，目標による支援活動の管理，規模に応じた柔軟な組織編成と計画に基づく人員・資源の投入，統合された資源管理，統合された空間利用，統合された通信システム，統合された情報処理システムなど多職種・多機関連携の技術や原則が示されている。また，イタリアでは，市民保護局が情報や人的・物的資源のコーディネートを

※1　災害直後に身を守るため緊急で一時的に避難する体育館や公民館などの1次避難所から，一定期間滞在・生活することを想定したホテルなどの2次避難所や，仮設住宅に移るまでの「つなぎ」としての避難所。能登半島地震で初めて設置された。

行い，迅速な多職種・多機関連携を実現している。日本では多職種連携の取り組みは推進されてきているが，米国やイタリアのような国全体としてのシステマティックな連携体制の構築には至っていない。そこで，多職種連携にあたる当事者間での共通認識を促進することを目的に，本章では多職種連携の原則や要点について概説する。

1）多職種連携の定義と期待されること

医療における多職種連携は，2職種以上の医療専門職が集まり，協働し，互いに学び，患者中心の医療を実践する診療や教育のことと定義[2]される。牧野[3]は，医療における多職種連携に期待されることとして，タスクシェアによる医療従事者の業務負担軽減，様々な医療専門職が介入することによる医療の質や安全性の改善，医療費削減の3点であると述べている。

災害時の保健医療福祉における多職種連携とは，2職種以上の保健医療福祉の専門職（支援団体），行政などが集まり，協働し，互いに学び，被災者中心の支援を実践する活動や教育のことと置き換えられるかもしれない。期待されることとしては，タスクシェアによる支援者の業務負担軽減，様々な職種が介入することによる災害対応の質や安全性の改善，費用の削減もしくは経済的損失の低減と置換することができる。災害対応の質の改善では，防ぎえた災害死（Preventable Disaster Death；PDD）（→ 196 頁）の最小化や災害関連死の予防といった人命救助はもとより，人道支援で定義される苦痛の軽減，人間の尊厳の維持および保護の実現（→ 9 頁）に向けた多職種連携が期待される。

2）多職種連携の技術

a. 目的・目標の共有

最も大切なのは組織マネジメントと同様に，目的・目標の共有である。災害時の多職種連携では初対面の者同士が数日の活動期間のなかで連携することが一般的であり，より一層，率直な話し合いを行い，目的・目標を明確にし，互いに納得して活動することが重要である。

保健医療福祉調整本部等の会議では，**図 3-1** のような組織図によって指揮系統は迅速に確立され，日々の活動方針が示されるが，目的の言語化や具体的な達成目標が示されない傾向にある。集団は自組織の存在意義や存続を

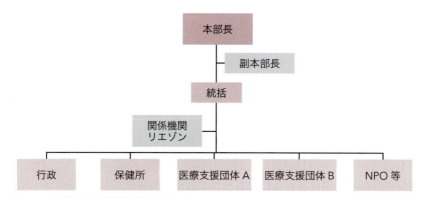

図 3-1　保健医療福祉調整本部組織図例

保つことを目的としてしまうこともあるため，被災者のために何をなすべきなのかという本来の目的を見失わないために各当事者を議論の場に招き入れ，目的と目標の明確化を図る必要がある。

b. 能力と限界を知る

　自分とチーム構成員は，何ができて何ができないのか，何が得意で何が不得手なのかといった能力と限界を知ることが多職種連携の始まりとなる。保健医療福祉の領域は多様な要員で構成されるため，どのような組織や団体が被災地で支援活動にあたるのか，また，その組織や団体等はどのような活動ができるのかなどを事前に把握しておくことは円滑な多職種連携を推進するうえで重要である。

　平時から顔が見える関係が構築されていない場合には，仕事ぶりは見えても保健医療福祉の各専門職のあり方や存在意義，考え方や価値観，知識・技術・スキルなどを互いに共通認識とすることは困難である。保健医療福祉の関係者が災害対応に関する教育・訓練等に参加し，平時から顔が見える関係を構築して考え方や価値観，人となりをわかりあうことが，安心して連絡できたり，責任をもった対応の促進や信頼関係の構築につながり，活動の効率がよくなるなどの効果につながることが期待できる。

　また，自分たちは知っていて周りは知らない機能や自分たちは気づかないが周りは知っている機能も存在する。人間の認知の限界として自分の行動は見えないものである。できるだけメタ認知[4]を心がけ，自分を客観的にモニ

タリングし，自己評価し，言動をコントロールすることも良好な関係構築を行ううえで重要である。相互理解を促進し，ルールや役割分担を明確にし，自律した者同士の相互依存関係を構築することが本来あるべき多職種連携体制となる。

c. 多職種連携のメリット・デメリット

多職種連携のメリットは，多様な視点が得られることから適切な計画立案によって支援の質を向上させることが可能となることである。計画立案にあたっては，5W2H[※2]を活用すると，具体的で実現可能な計画になり，誤解やミスも生じにくくなる。また，様々な職種から多くの資源を投入できるため，迅速で効率的な支援活動が期待できる。さらには，参画する保健医療福祉の各専門職が意見交換し刺激し合うことによる，視野の広がりや能力の向上などのメリットもある。

多職種連携のデメリットとしては，意見調整に時間を要したり，異なる考え方や価値観から混乱や葛藤が出現したり，大勢の意見に圧力を感じたりすることである。筆者の経験から，国際支援活動の会議の場では，互いの意見を主張して折り合いをつけ，決まったことには従い，会議の外では議論しないという印象がある。一方，日本では情緒的な一体感やその場の空気が会議を支配し，活発な意見交換は避けられて建前と本音が分離し，会議の外で議論されることもある。

多職種連携のデメリットを生じさせないためには，心理的安全性を保障することや会議の場以外で決まることは無効であるというルールなど，組織の仕組みづくりが必要である。また，参加者は，事実や根拠に基づく意見交換を心がけ，プレゼンテーション技術を磨く必要がある。連携とは，仲良く協力し合うことではなく交渉であるという前提に立ち，互いに理解して協働することである。「思う」と「思う」の議論では課題解決には至らないため，構造構成主義的[5]な思考[※3]で，なぜそう思うのか，相手の真のニーズは何なのかを互いに納得し，相手にとっても意義のある妥協点を探るといった交渉技術が求められる。

[※2] When（いつ），Where（どこで），Who（だれが），What（なにを），Why（なぜ），How（どのように）の頭文字の「5W1H」に How much（いくらで）が加わったフレームワーク。

また，災害時の保健医療福祉の連携は各組織や団体の連携ととらえがちであるが，現場で連携するのは組織や団体のなかにいる個々の人である。その人の人格や対人関係能力が連携に影響することも認識しておく。

多職種連携とは，共有化された目的をもつ複数の人および組織や団体が，単独では解決できない課題に対して主体的に協力関係を構築して，目的達成に向けて取り組む相互関係の過程である。議論にあたっては，情報の共有と単独解決できない課題を明確にする。また，目的の明確化と目標設定，明確な役割分担や責任を確認する。

多職種連携を調整する場では，協調的なリーダーシップが求められる。心理的安全を保障して意見を受け入れて，皆で学びあう共感と賢慮を目指すことが重要である。

（石井美恵子）

引用文献

1) 石川県：令和6年能登半島地震による被害等の状況について（危機管理監室）【第114報　令和6年3月26日14時00分現在】．
   https://www.pref.ishikawa.lg.jp/saigai/documents/higaihou_114_0326_1400.pdf（2024年12月15日アクセス）
2) Prentice D, Engel J, Taplay K, et al: Interprofessional collaboration: The experience of nursing and medical students' interprofessional education. Glob Qual Nurs Res 21:2：333393614560566. 2015.
3) 牧野淳：なぜ医療において多職種連携が注目されるようになったのか？：医療の質と安全性の向上，医療者の負担軽減を目指して．INTENSIVIST 14(4)：659-666, 2022.
4) 細谷功：メタ思考トレーニング 発想力が飛躍的にアップする34問．PHPビジネス新書，2016.
5) 西條剛央：構造構成主義とは何か：次世代人間科学の原理．北大路書房，2005.

※3　自分の専門分野の方法や理論こそが正しいと思考するのではなく，本当に有効な方法や理論は状況や目的に応じて変わることを前提に思考すること。そうすることで，狭い学問領域を超えて状況や目的に応じた方法や理論を創発することが可能となる。災害支援において多様な専門領域がかかわることで，専門領域間の正しいとする主張が対立しないよう，各領域がニュートラルな思考で議論をし，被災地・被災者の状況に合った支援のあり方を探る必要がある。

参考文献

- 野中猛：多職種連携の技術．中央法規出版，2017．
- 村瀬俊朗：チームをチームとして機能させるためにリーダーがすべきこと．Harvard Business Review 48(3)：33-44, 2023.
- C. アージリス 著，伊吹山太郎，中村 実 訳：組織とパーソナリティー．日本能率協会マネジメントセンター，1970
- 松下博宣，石井馨子，木田亮平，他：コラボレーティブ・リーダーシップは組織学習と多職種連携を橋渡しする：日本語版多職種連携評価尺度（AITCS-Ⅱ-J）等を用いた計量的研究．INTENSIVIST 14(4)：841-850, 2022.

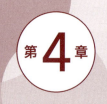

第4章 災害時に活動する支援チームや各職種の役割・機能を知ろう

1 災害時に活動する支援・派遣チーム

Ⓐ 災害派遣医療チーム(DMAT)

1）組織体制と役割・機能

災害派遣医療チーム（Disaster Medical Assistance Team；DMAT）は大地震などの自然災害や，航空機・列車事故などの大規模な集団災害時に，傷病者の生命を守るため，災害現場に駆けつけ，必要な医療を提供するための専門的な訓練を受けた医療チームであり，2005年に厚生労働省により創設された。2022年度からは，新型コロナウイルス感染症（COVID-19）に対するDMAT活動が評価され，新興感染症まん延時の対応も正式な業務となった。

2024年3月末現在，すべての災害拠点病院（776か所）に配置され，1,814チーム，17,674名体制となっている。DMATには，大規模災害時に全国から招集され，被災地に派遣される日本DMATと，各都道府県が独自に発足させ，地域内の局地災害に対応する都道府県DMATが存在する。

1チームは4～6名と小人数であるが，被災地に入れば集合し，明確な指揮系統のもと組織的に活動する。つまり，被災都道府県の災害対策本部傘下に設置される保健医療福祉調整本部内のDMAT調整本部の指揮下に入る。地域においては二次医療圏ごとの活動拠点本部等の指揮下で活動する。基本的なチーム構成は，医師，看護師，業務調整員（医師・看護師以外の医療職および事務職員）となっている。

DMATの主な活動は，本部活動，病院支援，地域医療搬送，広域医療搬送，緊急治療やトリアージなどの現場活動などであり，その訓練・派遣等は災害対策基本法に基づく防災基本計画によって決められている。また，平時に都道府県と医療機関等との間で締結された協定，および厚生労働省，文部科学省，都道府県，独立行政法人国立病院機構等により策定された防災計画

等に基づいて行われる。協定内容は，要請方法，指揮系統，活動内容，ロジスティックス，活動費用，身分保障・補償等を含んでいる。

2) 派遣要請・アクセス方法

　DMAT の派遣は，被災都道府県が（非被災）都道府県に対し派遣要請を出すことにより実施される。派遣要請を受けた都道府県は管内の指定医療機関に対して DMAT 隊員の派遣を要請する。しかし，被災都道府県から要請が出なくても，厚生労働省が緊急の必要性があると認めたときは，（非被災）都道府県に対し派遣要請を出せる。実際，DMAT 派遣調整は，厚生労働省DMAT 事務局（独立行政法人国立病院機構本部 DMAT 事務局）にて行われる。

3) DMAT の活動期間

　1 チームあたりの活動期間は，移動時間を除きおおむね 48 時間以内を基本とするが，災害の規模に応じて，継続した DMAT 活動が必要と判断された場合は，追加派遣（2 次隊，3 次隊など）を要請する。DMAT ロジスティックチームの活動期間は 48 時間に限定されず，柔軟に対応することになっている。

　活動終了の目安は，保健医療活動チームや地域の医療資源が確保され，組織的な支援が行われるようになるまでということだが，被災都道府県が災害医療コーディネーター，統括 DMAT 登録者，DMAT 事務局等の助言を踏まえて決定する。DMAT ロジスティックチームの活動終了は，保健医療活動チームによる組織的な活動の体制が確立し，円滑に運営されることを確認したうえでとなっている。

4) 現場活動の実際

　災害の種類，規模によって優先順位が変わる。たとえば列車の脱線事故などの局地災害の場合は，近隣の災害拠点病院から DMAT が現場に駆けつけ，救命処置を行う。地震災害などの広域災害では，隣県の災害拠点病院からDMAT が被災地の病院支援に入る。現場より病院支援に入る理由は，防ぎえた災害死（PDD）をなくすためには，重症患者が集まる被災病院に支援に入るのが効果的であると考えるからである。激甚災害においては，病院支

援のみならず広域医療搬送の担い手にもなる。

a. 広域災害時の活動優先順位

被災地の災害拠点病院に入り病院支援を行うことが最優先される（図4-1）。最初は病院の災害対策本部を支援して，被災状況，診療能力，患者数，重症度，要後方搬送患者数などを把握し，情報の整理を行い，広域災害救急医療システム（EMIS）などへ発信する。病院内の情報収集体制を確立し，需給バランスを整えることが，必要な医療支援活動を明らかにし，災害拠点病院の現有機能を最大限に発揮させることにつながる。

災害拠点病院が機能すれば，次は一般病院の支援となり，一般病院が問題なければ，次は災害現場，社会福祉施設の支援となる。それらも問題なければ，避難所，診療所支援へと支援対象が移っていく。

DMATは超急性期に唯一迅速に組織的に活動できる組織であり，引き継げる組織が現れるまではその間のすべての医療ニーズに応えることになる。

b. 広域医療搬送

目的は，被災地外での高度な医療の提供と被災地内の医療負担の軽減である。広域医療搬送は，被災都道府県知事が内閣府へ要請を出すところから始まる。内閣府は関係省庁を調整し，厚生労働省DMAT事務局はDMATの被災地外拠点への参集を調整する。DMATは防衛省によって用意された航

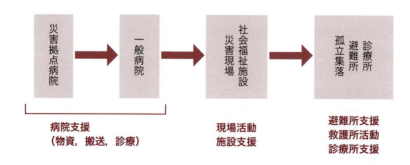

図4-1　DMAT活動の優先順位

空機（自衛隊機）に搭乗し，被災地の航空搬送拠点へ向かう。到着後，航空搬送拠点臨時医療施設（Staging Care Unit；SCU）を設置する。SCU は基本 20 床である。

被災地の災害拠点病院等では，広域医療搬送の適応患者が選別され，DMAT 等により SCU へ搬送される。SCU では再トリアージと傷病者の安定化処置が行われ，自衛隊機に搬入される。自衛隊機内では DMAT が継続診療しながら，被災地外へ搬送される。被災地外の航空搬送拠点に着陸すると，そこから地域医療搬送により災害拠点病院等へ分散搬送される。

5）平時における活動

平時の準備として人材育成に関して，厚生労働省は，「日本 DMAT 隊員養成研修」をはじめ，DMAT を指揮するための「統括 DMAT 研修」，DMAT のロジスティックスを担う「DMAT ロジスティックチーム隊員養成研修」などを実施している。また DMAT 隊員が技能を維持するために「DMAT 技能維持研修」「DMAT 実動訓練」「大規模地震時医療活動訓練」などを行っている。

都道府県は発災時に，保健医療福祉調整本部内に，DMAT 調整本部を設置するために，平時から DMAT 調整本部の責任者となる予定の者（統括 DMAT 登録者）を複数指名している。

都道府県は厚生労働省および関連省庁と連携し，広域医療搬送を想定した搬送計画を策定し，航空搬送拠点および SCU 設置場所などをあらかじめ定め，必要な資機材を確保している。

6）DMAT と多職種連携

DMAT は急性期医療チームであるが，亜急性期以降の保健・医療・福祉の一元化（連携・調整）につなげるためには急性期から DMAT は多機関・多職種と連携する必要がある。発災時には都道府県レベルでは保健医療福祉調整本部，二次医療圏では保健所を中心とした地域保健医療福祉調整本部が設置されるが，DMAT は本部レベルで多機関・多職種連携を実践する。2011 年の東日本大震災以降，いかに災害関連死をなくすかが課題であるが，地域は地域で守るというコンセプトのもと，多職種連携が不可欠である。しかしながら発災してから関係性を構築することは難しく，平時からの関係づ

くりが重要である．DMAT は平時から各関係団体と顔の見える関係づくりを研修，訓練を通して構築することを心掛けている．

（小井土雄一）

参考文献

- 厚生労働省：大規模災害時の保健医療活動に係る体制の整備について．（平成 29 年 7 月 5 日）
  https://www.mhlw.go.jp/file/06-Seisakujouhou-10600000-Daijinkanboukouseikagaku ka/29.0705.hokenniryoukatsudoutaiseiseibi.pdf（2024 年 12 月 15 日アクセス）
- 大友康裕：災害時における広域緊急医療のあり方に関する研究（分担研究），小濱啓次（研究代表）：新たな救急医療施設のあり方と病院前救護体制の評価に関する研究（平成 17 年度厚生労働科学研究費補助金　医療技術評価総合研究事業）．pp62-64，2008
  https://mhlw-grants.niph.go.jp/system/files/2005/058021/200501247A/20050124 7A0004.pdf（2024 年 12 月 15 日アクセス）
- 吉岡敏治，田中裕，松岡哲也ほか編著：集団災害医療マニュアル—阪神・淡路大震災に学ぶ新しい集団災害への対応．へるす出版，2000
- 日本集団災害医学会 監：改訂第 2 版 DMAT 標準テキスト．へるす出版，2015

Ⓑ 災害派遣精神医療チーム（DPAT）

1）DPATの設立の経緯

　2011年の東日本大震災では，精神科医を中心とした精神医療チームである「こころのケアチーム」が精神科医療および精神保健活動の支援を行った。岩手県，宮城県，福島県および仙台市から厚生労働省に対して，災害対策基本法に基づくこころのケアチームの派遣斡旋の要請があり，全国の都道府県などと派遣の調整を行い，2012年3月までに延べ3,504人（57チーム）が被災地に派遣された。この57チーム以外にも，大学，医療機関，医師会などが主体となり，さらに多くのこころのケアチームが被災地で活動した。

　東日本大震災での精神保健医療支援において最も大きな課題の1つに，急性期支援の必要性が挙げられた。致命的な被害を受けた精神科医療機関が孤立し，機能停止した精神科病院からの患者搬送をはじめ，人員・物資等の支援に困難が生じた。また，急性期に精神科医療機関，避難所等における精神保健医療に関するニーズを把握することが難しく，効率的な活動の組み立てに困難が生じた。

　もう1つ，1995年の阪神・淡路大震災でも学んだことではあるが，東日本大震災においても，指揮系統が確立できていなかったことが大きな課題として挙げられた。こころのケアチームを効率的にコーディネートできず，情報が分散したため，被災県全体での，こころのケアチームの活動状況を把握することが難しい状況となった。震災後1か月未満の1班1日あたりの平均相談対応延べ人数を集計したところ，班によっては1日に80人近い相談を受けていた一方で，1日数人の相談にとどまっていた班を認めた。さらに，他機関が連携をする際の窓口がわからず，災害対策本部，災害医療本部等との連携が効果的に行われなかった。これらの問題から，こころのケアチームにおいても統括者が必要であるとの結論に至った。

　3つ目の課題としては平時の準備の必要性が挙げられる。平時から，全国の行政機関と医療機関が密な連携をとれているケースはまれだと思われるが，災害時には，平時に輪をかけて意思疎通が図れず，要請を受けてからチームの編成を行ったために，人員・資機材の確保等に時間を要するといった問題が生じた。また，当時，災害時の精神保健医療に関する継続的な研修体制がなく，専門性をもったチームの質の担保が難しい状況であった。

そこで，厚生労働省ではDMATの名称や活動要領を参考に，こころのケアチームの名称を災害派遣精神医療チーム（Disaster Psychiatric Assistance Team；DPAT）とし，2013年4月1日に厚生労働省からDPAT活動要領[1]が発出された。

DPATの定義は次のように定められている。「自然災害や犯罪事件・航空機・列車事故等の集団災害が発生した場合，被災地域の精神保健医療機能が一時的に低下し，さらに災害ストレス等により新たに精神的問題が生じる等，精神保健医療への需要が拡大する。このような災害の場合には，被災地域の精神保健医療ニーズの把握，他の保健医療福祉体制との連携，各種関係機関等とのマネージメント，専門性の高い精神科医療の提供と精神保健活動の支援が必要である。このような活動を行うために都道府県及び指定都市によって組織される，専門的な研修・訓練を受けた災害派遣精神医療チームがDPATである」（図4-2）。

2）DPATの活動内容

平成26（2014）年8月豪雨（広島豪雨災害）での活動を皮切りに，2024年11月現在まで，DPATは計18都道府県において様々な活動をしてきた。そのなかでも，DPATにとって4回目の実働となった平成28（2016）年熊

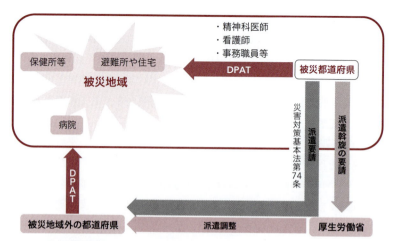

図4-2　災害派遣精神医療チーム（DPAT）

本地震は，全国への DPAT 派遣要請および被災した精神科病院からの患者搬送の 2 点においては，制度創設以来初の活動となり，派遣自治体および派遣隊数は 42 都道府県，延べ 1,242 隊となった。

4 月 14 日の前震後，熊本県内の 2 つの精神科病院が倒壊のおそれのために病院避難となり，DPAT は DMAT や自衛隊との連携のもと入院患者の避難を行った。しかしその 2 日後に本震が起き，さらに倒壊のおそれやライフラインの断絶などにより病院避難のニーズが一気に増大した。熊本地震で病院避難となった 12 か所の医療機関のうち，7 か所が精神科病院だったため，DPAT が DMAT，自衛隊と連携し，計 595 名（県内 30 病院に 321 名，県外 36 病院に 274 名）の患者を搬送した。東日本大震災の教訓は生かされ，被災した精神科病院内や搬送中の死亡事例は 1 例もなかった。

メンタルヘルスの問題としては，発災 4 日目頃から，避難所での緊急対応事例が多発し，保健師と情報共有のうえ，避難所活動を開始した。具体的な事例としては，自殺企図，妄想状態による他害行為などでの入院が数例，避難所，介護施設での認知症の周辺症状への対応など，精神科救急医療の領域が主だった。発災約 1 週間後からは，当初に比べ，急性ストレス反応（不眠，不安，抑うつ症状の増悪）への対応が多くなり，徐々に地域精神保健活動へシフトしていった。

また，疲弊状態にあった行政職員への支援者支援や被災した精神科病院の診療補助などの復旧支援も行った。6 月からは九州・沖縄 DPAT による支援活動，7 月からは熊本 DPAT による支援活動に集約し，10 月下旬に活動を終了した。それ以降は，開設された「熊本こころのケアセンター」による支援活動に引き継いでいった。

反省すべきは，急性期からの指揮系統・組織連携が不十分だったことである。活動拠点本部を立ち上げることができたとはいえ，DMAT 側の用いている救急医療の用語等について，精神科医療に特化している多くの DPAT にとっては認識不足であり，精神科医療者が当たり前のように用いている精神保健福祉法に基づいた入院形態や移送等の知識を DMAT は有していないといった課題も挙げられた。災害時にその溝を埋めるためには，平時からの他組織との連携・訓練等の準備がいかに大切であるかが再認識された。

その後も毎年のように起きる豪雨災害や地震災害などに対して活動を続けている。また，COVID-19 関連では 2020 年 2 月 1 日，厚生労働省医政局地

域医療計画課が，武漢からのチャーター便帰国者である千葉県および埼玉県の宿泊者に対して，「診療，健康管理，こころのケア等」の活動に向けて，DPATの派遣を依頼したことをはじめとして，集団感染（クラスター）が発生したイギリス船籍のクルーズ船ダイヤモンド・プリンセス号内の乗客対応や，クラスターが生じた精神科病院での活動など，いわゆる災害対応だけではなく，新興感染症下においても他組織と連携し，様々な活動を求められた。

3) DPATと多組織連携

前項でも述べたように，熊本地震を経て，DPATでは急性期からの指揮系統が不十分であるという反省をし，DPAT先遣隊研修や統括者研修において，指揮系統の重要性に関する内容を強化した。それとともに，活動要領上も，「DPAT先遣隊とは，発災から概ね48時間以内に，被災した都道府県において活動できる隊のことである」[2]と明記した。しかしもう1つの課題である組織間連携の不十分さの問題には，さらに取り組んでいく必要がある。

災害時はすべての被災者がつらい思いをし，不安を抱え，メンタルヘルスに影響が及ぶ。そしてそれは支援者も同じことである。その人が専門的な精神科医療支援を必要としているのか，もしくは孤独や不安を誰かに聞いてもらうことで楽になれるのかの見極めをすることが，医療資源に限りがある災害時にはとても大切なことである。

災害時のメンタルヘルスケアは，精神保健・心理社会的支援の階層（**図4-3**）に示される[3]ように，衣食住などの生きていくうえで必要な基本的ニーズに対する支援が得られ，安心・安全感が保障されることが基盤となる。そのうえで，地域コミュニティおよび家庭の支援が得られることは，被災者が自分の力を用いて災害によって生じたストレス反応からの回復を促す支援となる。ピラミッド各層で行われる支援活動は相互に補完し合いながら，支援を必要としている人に提供される必要がある。人々のメンタルヘルスの問題に対して，いかに生活における安心・安全感，そして社会的ネットワークとのつながりがあること，ニーズに対応した支援が受けられることが大切であるかが示されている。

これまでの災害においても組織間連携は行われてきた。熊本地震においては，J-SPEEDが初めて本格的に運用され，緊急のメンタルヘルスケアニー

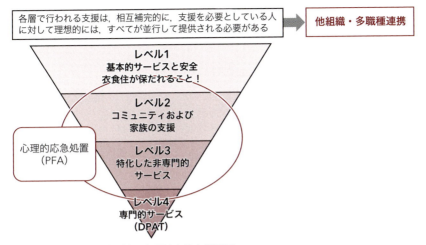

図 4-3　災害時の精神保健・心理社会的支援階層
〔Inter-Agency Standing Committee (IASC)：災害・紛争等緊急時における精神保健・心理社会的支援に関するIASCガイドライン，p14，IASC，2007. https://saigai-kokoro.ncnp.go.jp/contents/pdf/mental_info_iasc.pdfより作成〕

ズとしてDMATと連携し，少なくとも4件の自殺企図が覚知されDPATが即日介入支援を行うことができた。平成30（2018）年北海道胆振東部地震では，保健所健康相談班が避難所を巡回し，こころのトリアージを行い，DHEATを通して日本赤十字こころのケア班，もしくは北海道庁のDPAT調整本部と連携をとって，医療ニーズをDPATにつなげるという体制を構築した。

また，令和6（2024）年能登半島地震では，支援者支援において，災害産業保健支援チーム（Disaster Occupational Health Assistant Team；DOHAT）が医療支援者と石川県内の行政職員の健康管理をモニタリングして適切な個別支援を行ったり，集団に対して災害時特有の勤務環境を把握し，就業上の配慮などを行う体制を築き，緊急性のあるケースにおいてDPATと連携を行った。

このように災害時における精神保健医療活動において，様々な支援組織と連携を行うことは必須である。今後も，DPAT研修を重ね，**図4-3**の各階層の支援にかかわる多くの組織との合同訓練・研修等を積極的に行い，平時から顔の見える関係を構築していくことで，DPATの体制整備の拡充をは

かっていきたいと考えている。

（河嶌　讓）

引用文献

1) 厚生労働省社会・援護局：災害派遣精神医療チーム（DPAT）活動要領．平成29年5月2日改正
https://www.mhlw.go.jp/stf/seisakunitsuite/bunya/0000164413.html（2024年12月15日アクセス）
2) DPAT事務局：災害派遣精神医療チーム（DPAT）活動要領．令和6年3月29日改正
https://www.dpat.jp/images/dpat_documents/2.pdf（2024年12月15日アクセス）
3) Inter-Agency Standing Committee（IASC）：災害・紛争等緊急時における精神保健・心理社会的支援に関するIASCガイドライン．IASC, 2007.
https://saigai-kokoro.ncnp.go.jp/contents/pdf/mental_info_iasc.pdf（2024年12月15日アクセス）

Ⓒ 災害時健康危機管理支援チーム(DHEAT)

1) 組織体制と役割・機能

a. 災害時健康危機管理支援チーム (DHEAT)

　災害が発生した際，自治体は首長を筆頭とする災害対策本部を設置し，情報を一元的に集約し，迅速な意思決定による災害対策業務を推進する。この災害対策業務のなかで，防ぎえた災害死と二次健康被害の最小化を図るため，保健・医療・福祉にかかわる自治体の主管部局が一堂に会する保健医療福祉調整本部[1] が，災害対策本部下に設置される。また，保健所（保健所設置市および特別区を含む）においても，二次医療圏域の公衆衛生対策の中枢を担う地域本部が設置される。しかし，災害の発生により，被災地の行政機能が低下した場合，本業務を担うための人的支援を被災地外の自治体職員へ求める必要性が生じる。この人的支援に相当するものが災害時健康危機管理支援チーム（Disaster Health Emergency Assistance Team；DHEAT）である。国は，DHEAT について定めた「災害時健康危機管理支援チーム活動要領について」[2] を示し，平成30（2018）年7月豪雨（西日本豪雨）時に初運用された。

　DHEAT の役割は，被災都道府県の本庁，保健所，市区町村における保健医療福祉活動に係る本部等の運営機能の補助を担うことである。

　DHEAT の構成員は，都道府県，保健所設置市区に所属する，専門的な研修や訓練を受けた，公衆衛生分野の専門職（医師，歯科医師，薬剤師，獣医師，保健師，臨床検査技師，管理栄養士，精神保健福祉士，環境衛生監視員，食品衛生監視員など）および業務調整員であり，5名程度で構成される。

b. 統括 DHEAT

　統括 DHEAT は，専門的な研修・訓練を受け，平時に都道府県から任命された者（公衆衛生医師等）である[3]。統括 DHEAT は，被災保健所等と連携し，都道府県内の被災状況の把握や分析，保健医療福祉調整本部長の補佐，DHEAT の要請やとりまとめ，関係機関との調整機能などを担う。

c. 全国 DHEAT 協議会，地方ブロック DHEAT 協議会

　全国 DHEAT 協議会は，大規模災害の発生に際して，被災都道府県への

迅速な支援体制を確立するため，都道府県等における DHEAT の運用および連携体制を協議する場として設置される。災害発生時の DHEAT の派遣状況の把握・分析を担う。

地方ブロック DHEAT 協議会は，全国 DHEAT 協議会と連携し，DHEAT が円滑に運用されるための体制整備について地方ブロックごとに協議する場として設置される。

d. DHEAT 事務局

DHEAT 事務局は，一般財団法人日本公衆衛生協会に設置されている。災害時，被災都道府県等から厚生労働省へ DHEAT の派遣要請が生じた際に，被災都道府県等と派遣元都道府県市との派遣調整の補助を担う。平時は，DHEAT 養成研修・訓練の促進や，自治体の DHEAT 所管課との連携，全国 DHEAT 協議会や地方ブロック協議会の事務局業務を担う。

2) 派遣要請・アクセス方法

DHEAT の派遣は，被災都道府県が厚生労働省に DHEAT の派遣要請を行うことにより実施される。なお，被災保健所設置市区が DHEAT の派遣要請を行う際は，被災都道府県を通じて行う。

被災都道府県から派遣要請の調整依頼を受けた厚生労働省は，非被災都道府県および指定都市に対して DHEAT の派遣依頼に関する事務連絡を発出し，派遣の可否の照会を行う。非被災都道府県および指定都市は，DHEAT 事務局に派遣の可否を回答し，DHEA 事務局は，DHEAT 派遣案を作成し，自治体間の調整を行う（**図 4-4**）。

3) DHEAT の活動期間[3]

DHEAT の活動単位を「班」といい，班が順次交代し継続して業務に当たる一連の単位を総称して「チーム」と呼ぶ。1 班の活動期間は，1 週間以上を標準とする。DHEAT の活動期間は，被災自治体の職員による，保健医療福祉活動の総合調整や復興に向けた業務が可能と判断され，受援側の判断や双方の合意のうえ，終結する。

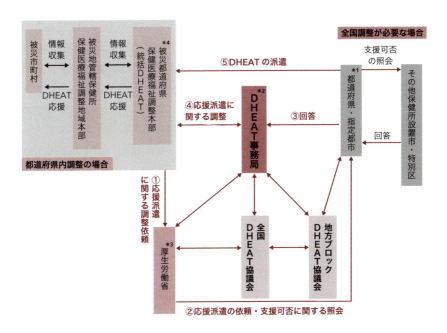

図 4-4　DHEAT の派遣調整
（厚生労働省健康局：災害時健康危機管理支援チーム活動要領の改正（DHEAT に係る協議会の設置及び保健所現状報告システム等の運用）について（別添 3）平成 5 年 3 月 28 日 https://www.mhlw.go.jp/content/10900000/001080707.pdf より作成）

4）現場活動の実際

　DHEAT の主な活動は，被災都道府県の保健医療福祉調整本部，および保

健所の保健医療福祉調整地域本部，あるいは保健所の管轄する市町村の保健医療福祉活動の指揮調整機能等の支援である。

令和6（2024）年能登半島地震では，これらの部署での活動に加え，石川県内の非被災地域に開設された1.5次避難所[※1]の保健医療福祉に関するマネジメント機能を担うためにDHEATが派遣された。いずれの派遣先においても，DHEATが担う業務は，保健医療福祉に係る組織の立ち上げ等を含む本部運営，情報収集・分析・評価や情報共有ラインの構築，対策の企画・立案，受援活動調整・資源調達，広報・渉外業務，被災地自治体職員の健康管理などである。

5) 平時における活動[4)]

DHEATの養成ならびに資質の維持および向上を図るため，国は，保健所災害対応研修（DHEAT基礎編研修），DHEAT標準編研修，統括DHEAT研修，DHEAT企画運営リーダー研修を実施している。都道府県等は，国の実施するDHEAT養成研修に加えて，地方公共団体独自の研修・訓練等を実施し，DHEATの構成員の養成と資質の維持および向上に努めている。

6) DHEATと多職種連携

都道府県の本庁に派遣されたDHEATは，統括DHEATや統括保健師等と連携し，保健医療福祉調整本部にかかわる，災害医療コーディネーター，統括DMAT，その他災害支援チームの代表者等とともに，全県下における保健医療福祉活動の対策の推進や総合調整を担う。

保健所に派遣されたDHEATは，保健所長や保健所の統括保健師等と連携し，保健医療福祉調整地域本部の運営にかかわる地域災害医療コーディネーターや，医療圏域に派遣された様々な災害支援チームの受援調整などの調整を行う。また，統括DHEATや本庁に派遣されているDHEATとの連携を図る。

保健所の管轄する市町村の保健医療福祉活動の指揮調整機能等を支援するDHEATは，避難所，福祉避難所，仮設住宅などの地域住民の保健医療福祉

[※1] 高齢や障害などにより介助が必要な人とその家族がホテルなどの2次避難の受け入れ先が決定するまでの短期間，滞在する場所。

にかかわる住民への直接的な支援活動に従事する災害支援チームの専門職等と連携し，地域健康課題解決のための活動推進をはかる。

（奥田博子）

引用文献

1) 厚生労働省：大規模災害時の保健医療福祉活動に係る体制の整備について．令和4年7月22日
   https://www.mhlw.go.jp/content/000967738.pdf（2024年12月15日アクセス）
2) 厚生労働省健康局：災害時健康危機管理支援チーム活動要領について．平成30年3月20日
   https://www.mhlw.go.jp/file/06-Seisakujouhou-10900000-Kenkoukyoku/0000198472.pdf（2024年12月15日アクセス）
3) 厚生労働省健康局：災害時健康危機管理支援チーム活動要領の改正（DHEATに係る協議会の設置及び保健所現状報告システム等の運用について）．令和5年3月28日.
   https://www.mhlw.go.jp/content/10900000/001080707.pdf（2024年12月15日アクセス）
4) 厚生労働省健康局：平成31年度災害時健康危機管理支援チーム養成研修について．平成31年3月19日.

Ⓓ 保健師等支援チーム

1）組織体制と役割・機能

　被災地の市区町村の保健師は，地域住民に最も身近な基礎自治体の職員として，住民の生命と健康の保持増進のため，迅速かつ的確な対応が求められる。しかし，被害が甚大な災害時は，急速に増大する地域健康課題に対し保健師の人員不足が生じ，非被災自治体の保健師の支援を得る必要性が生じる。このような非被災自治体に所属する保健師等により編成される災害時の支援チームが，保健師等支援チームである。

　保健師等支援チームの役割は，被災地自治体の保健師と協力し，地域住民の二次健康被害や災害関連死の防止を図ることである。活動は，被災市区町村長または被災都道府県の保健所長等の指揮命令のもとに行われる。

　保健師等支援チームの構成員は，自治体の保健師2名以上に加え，被災地での保健活動を効果的に遂行するためのロジスティックス業務を担う職員や，住民の健康課題や支援ニーズに応じ，必要とされる公衆衛生専門職（公衆衛生医師，獣医師，歯科医師，薬剤師，管理栄養士など）により構成される。

2）派遣要請・アクセス方法

　被災市区町村は，災害の発生により，自治体内の保健師のみでは対応が困難と判断した場合，災害時相互応援協定に基づく自治体への支援要請や，当該都道府県内の被災の影響を受けていない自治体の保健師の支援要請を行う。また，災害後の被災状況に応じて，総務省や全国自治体等の調整による対口支援（カウンターパート支援）として，自治体の保健師が派遣される場合もある。さらに，これらの支援人材の確保をもってしても，なお不足する場合は，都道府県を通じて，厚生労働省へ応援要請を行う（**表4-1**）。厚生労働省から照会を受けた非被災都道府県は，都道府県内の保健所設置市，特別区および市町村に対し，応援派遣の可否を照会し，応援派遣が可能な都道府県の情報を厚生労働省が集約し，被災都道府県と派遣先市町村の調整を図る（**図4-5**）。この厚生労働省が調整を行う保健師等支援チームは，保健師等広域応援派遣と称し，要領が定められている[1,2]。

1 - ⑪保健師等支援チーム　55

表 4-1　災害時の保健師の応援派遣の例

応援派遣の種類	概要	調整主体
都道府県外の人材による応援派遣	全国規模（非被災地都道府県，保健所設置市，市区町村から，保健師等チームを編成）の自治体保健師等の応援派遣	国 厚生労働省健康・生活衛生局
	• 知事会ブロック内の都市間相互応援協定 • 地方等の広域相互応援協定	都道府県 （本庁等）
都道府県内の人材による応援派遣	• 県内等自治体間の広域相互応援協定 • 都道府県内の非被災保健所，市町村の保健師等応援派遣	都道府県 （本庁等）
自治体間の**災害時相互応援協定**に基づく応援派遣	自治体間締結協定に基づき，応援派遣 （保健師職能に限定した応援派遣ではない）	市町村 （首長）
対口支援 （カウンターパート支援）	被害状況や人口規模などを踏まえ，被災自治体のパートナーとなる支援自治体を割り当て支援する	総務省 全国知事会 関西広域連合等

3) 保健師等支援チームの活動期間

　保健師等支援チームの活動期間は 1 週間程度を標準とするが，必要に応じ，応援派遣元の都道府県と，被災都道府県との協議により，設定することができる。なお，被災市区町村における交通・通信手段や，宿泊などについては，応援派遣元となる都道府県において確保する。

　活動の終結は，被災市町村および被災都道府県下の保健所等の職員のみで対応可能な体制が確保されると見込まれるときである。過去の災害では，避難所から仮設住宅へ移行した住民の健康把握や，今後の支援体制の確立の見通しが可能となった段階において終結する場合が多い。

4) 保健活動の実際[3]

　保健師等支援チームの活動は，地域住民への直接的な健康支援が主体であるが，被災地域の健康課題解決のため，情報管理，体制整備や対策の検討，被災自治体職員の健康管理など，地域のニーズに応じた保健活動も含まれる。

① 被災地域住民の健康支援に関する役割

　避難所，車中・テント泊，在宅，仮設住宅などに入居する住民の健康状態

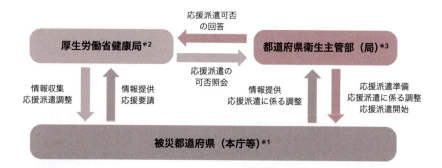

●各機関の役割
＊1 被災都道府県（本庁等）
①被災市区町村や，保健所等からの情報収集
②被災市区町村の支援について，被災市区町村以外の市区町村へ保健師等の派遣を要請
③都道府県内の応援のみでは対応が困難な場合は，隣接都道府県または当該都道府県の災害時相互応援協定締結自治体へ派遣を要請
④災害の規模により，全国規模の応援要請が必要であると判断した場合，厚生労働省に応援要請

＊2 厚生労働省健康局
①被災自治体からの情報収集（被害状況，保健師等応援要請の有無，要請人数 等）
②被災都道府県からの応援要請を受け，被災都道府県以外の都道府県（保健師統括部署及び健康危機管理担当部署）へ保健師等応援派遣可否照会
③全国知事会に対して，応援派遣に係る調整について情報共有を図るとともに，関係する構成団体に厚生労働省の照会に協力するよう依頼
④全国市長会，全国町村会及び指定都市市長会に対して，応援派遣に係る調整について情報提供
⑤照会結果をふまえ，応援派遣調整の実施

＊3 都道府県衛生主管部（局）
①応援派遣照会に対する回答（都道府県は，都道府県内の保健所設置市，特別区及び市町村も含めて応援派遣の可否照会及び応援派遣に係る調整を行う）
②応援派遣に向けた準備（交通・通信手段や宿泊等）

図4-5　災害時の保健師等応援派遣調整の流れ
〔厚生労働省健康局：災害時の保健師等広域応援派遣調整要領について（令和3年12月20日健健発1220第2号）
https://www.mhlw.go.jp/content/10900000/000877833.pdfより作成〕

の把握，要フォロー者への支援（家庭訪問，健康教育，健康相談，保健指導，普及・啓発活動等），避難所等の食中毒予防，避難環境衛生対策，避難所等運営職員との連携や調整など
② **情報の管理に関する役割**
　情報収集・分析・評価・共有，関連会議やミーティング等の資料作成など
③ **保健活動の体制整備に関する役割**
　市町村の保健医療福祉に係る本部運営支援，保健活動方針・方法等に関す

る助言，保健師等支援チームの調整など

④ その他

市町村の通常業務再開支援，被災自治体職員の健康管理など

5）平時における活動

自治体の保健師等の養成，資質の維持および向上を図るため，国（厚生労働省）は，マニュアルなどを策定し，必要に応じて改訂する。また，応援職員となる保健師等の養成，資質の維持および向上を図るため，都道府県等と連携した取り組みや体制整備，応援派遣に係る活動の円滑な実施のための研究および研修を推進する役割を担う。

都道府県は，応援職員となる保健師等の，資質の維持および向上を図るため，継続的な研修・訓練の計画的な実施，業務継続計画（BCP）の策定，都道府県内の組織体制の整備，職員の参集体制の整備，情報伝達体制の整備，長期化に備えた活動体制の整備，関係機関等の把握と役割の明確化，他の都道府県から応援派遣を想定した受援業務計画などを策定する。

6）保健師等の応援派遣と多職種連携

被災地域住民への保健活動において，多様な医療チームなどとの連携は欠かせない。これら関係者や医療チームとの，効果的かつ効率的な支援活動を推進するため，ミーティングなどを通じて，市町村の保健活動の方針，役割分担や各支援チーム間の連携方法などについて関係者間で共通認識を図ることが重要である。

具体的な連携の例では，避難住民などの医療や看護ケアを必要とする個別事例への対応のために，医療チーム，DPAT，災害支援ナース，JDAT などとの連携が行われる。食生活支援・栄養指導・特定栄養食品などに関しては JDA-DAT と，リハビリテーションに関する支援ニーズのある住民や，生活不活発病対策，避難所・仮設住宅環境等の課題に関しては JRAT などとの連携を図る。また，避難所の環境衛生や感染症対策においては，保健所あるいは，DHEAT などの班員に含まれる薬剤師や，環境衛生監視員などの専門職種や，専門支援チーム〔災害時感染制御支援チーム（Disaster Infection Control Team；DICT）など〕と連携した活動を行う。慢性期以降，避難所から仮設住宅へ移行する時期には，こころのケアに関する支援ニーズに対し

ては，こころのケアチームとの連携，生活や福祉にかかわる課題に対しては，DWAT，生活支援相談員，関連 NPO 団体などとの連携による支援が行われる。

（奥田博子）

引用文献

1）厚生労働省健康局：災害時の保健師等広域応援派遣調整要領について．令和 3 年 12 月 20 日
https://www.mhlw.go.jp/content/10900000/000877833.pdf（2024 年 12 月 15 日アクセス）

2）厚生労働省健康局：災害時の保健師等広域応援派遣調整の今後の運用について．令和 5 年 3 月 31 日
https://www.mhlw.go.jp/content/10900000/001117989.pdf（2024 年 12 月 15 日アクセス）

3）日本公衆衛生協会，全国保健師長会：災害時の保健活動推進マニュアル．令和 2 年 3 月，日本公衆衛生協会．
http://www.nacphn.jp/02/saigai/pdf/manual_2019.pdf（2024 年 12 月 15 日アクセス）

Ⓔ 日本医師会災害医療チーム（JMAT）

1）組織体制と役割・機能

　日本医師会災害医療チーム（Japan Medical Association Team；JMAT）は，「被災者の生命及び健康を守り，被災地の公衆衛生を回復し，地域医療や地域包括ケアシステムの再生・復興を支援すること」を目的としている。

　その役割は，主に災害急性期以降における避難所，救護所での医療や健康管理で，災害前からの医療を継続することである。さらに，被災地の医療機関への円滑な引き継ぎに至るまで多様かつ広範囲に及ぶ。具体的には①医療支援と健康管理，②公衆衛生支援，③被災地医師会支援，④被災地行政支援，⑤検視・検案支援（可能な場合），⑥現地の情報の収集・把握，および派遣元都道府県医師会等への連絡，⑦その他，被災地のニーズに合わせた支援，に大きく分類される。

　2011年の東日本大震災の前年，日本医師会内の委員会よりJMATの創設が提言され，震災直前まで研修方法が検討されていた。震災の発生に伴い，JMATの結成・派遣の決定が行われた。2014年には，日本医師会が災害対策基本法上の指定公共機関に指定され，防災業務計画を作成し，その防災業務計画の災害医療支援業務のなかでは，JMATの派遣を一番に置いている。

　JMATへの参加は日本医師会員の資格の有無を問わず，また事前登録もなく，医師としてのプロフェッショナル・オートノミー[※]に基づく使命感を拠り所とする。同様に，事務職（ロジスティックス担当者）も含めJMATに参画する医師以外の職種にも，職業上の使命感に基づく行動が求められる。

　JMATは，被災地内の医師会が組織する「被災地JMAT」と，被災地以外の医師会が組織し被災地に派遣される「支援JMAT」があり，被災地内外のJMATが，災害のフェーズにそって相互に連携しながら活動を進めていく。

　また，災害発生後，被災地の医師会を支援しながら，情報を収集し，評価を行って日本医師会に発信し，現地においてJMATの活動を調整する「統括JMAT」もある。統括JMATには，災害発生直後に出動し，JMAT派遣の必要性や被災地で求められる機能，派遣量などの把握や評価を行い，日本

※　医師としての姿勢を自ら律すること（日本医師会）

医師会へ発信する「先遣 JMAT 機能」もある。この機能は，JMAT の派遣が原則，被災地の都道府県医師会の要請に基づくものではあるが，被災地医師会と連絡がとれない，被災地の状況の把握が困難であるといった場合に，統括 JMAT を派遣できるようにするためのものである。

さらに後述の通り，災害の甚大さや広域性などにより「JMAT II」を，被災した都道府県医師会の要請に基づいて派遣する。

2）派遣要請・アクセス方法

大規模災害が発生すると，日本医師会内に会長を本部長とする「日本医師会災害対策本部」が設置され，JMAT を派遣する場合は「JMAT 本部」を設置する。JMAT 本部は派遣以外に，活動支援や広報なども行う。

被災地の都道府県医師会が，都道府県庁の災害対策本部等に要員の派遣を要請し，行政担当者，DMAT 調整本部との三者で連携する。また，保健医療福祉調整本部が立ち上げられた後は，要員の常駐も依頼し，被災地のコーディネート機能の中心となり，JMAT はそのコーディネート機能のもとで活動する。

JMAT は都道府県単位で活動する。災害発生時，被災地の都道府県医師会の要請に基づく日本医師会からの依頼により，全国の都道府県医師会が，郡市区医師会や医療機関などを単位として JMAT を編成する。チーム編成の例としては，医師 1 名，看護師 2 名，事務職員・業務，調整を行うロジスティクス担当者 1 名などであるが，現地のニーズなど，状況に応じて，薬剤師や理学療法士，栄養士なども加えて柔軟に対応する。

参加者の安全確保として，日本医師会の傷害保険への加入，都道府県医師会や都道府県知事との間の協定に基づく二次災害時の補償，必要に応じて予防接種などを行う。

JMAT は，JMAT 本部サイトなどを利用して，全国・被災地の医師会と，被災地の医療・健康管理のニーズ，これから予想されるニーズ，現地の情報共有を行う。また，被災地では朝夕のミーティングなどへの参加，災害診療記録，J-SPEED などで情報共有を行う。統括 JMAT は，その情報をもとに今後の JMAT 支援の内容を検討し，関係者とともに情報共有し，必要な対応を行うこととなる。

3）JMATの活動期間

 図4-6は，大規模災害時の時間的経過に沿ったJMAT活動の概念図である。発災直後に先遣JMATを現地に派遣し，情報収集，評価を行い，支援JMATの要否判断を日本医師会に依頼する。

 支援JMATは，近隣医師会やブロック等の派遣から始まり，DMATの撤収時期，もしくは撤収目処が立ったときと前後して，全国から多数のチームが派遣される。

 その後，被災地の避難所数の推移などの状況をもとに，被災地の都道府県医師会の参画する保健医療福祉調整本部などで派遣調整を行い，JMATの派遣体制の再構築がされる。

 被災地に統括JMATが派遣されているときは，被災地の派遣調整拠点で統括JMATが保健医療福祉調整本部等で各医療チームとのミーティング後，統括JMATを中心としてJMATのミーティングが行われ，JMATの各メンバーは派遣調整拠点や統括JMATのコーディネート機能のもとで活動を行う。

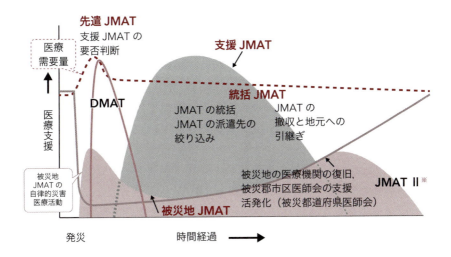

※JMAT派遣終了後，医師等の不足，医療ニーズの高まりや医療へのアクセス困難が起き，外部からの医療支援が必要な場合，ニーズに応じた専門外来などの派遣も含む

図4-6　JMAT活動の概念図（大規模災害のイメージ）
〔日本医師会：救急災害医療対策委員会報告書（令和2年6月），p25，2020
https://www.med.or.jp/dl-med/eq201103/jmat/saigai_r0206.pdfより作成〕

被災地の医療機関や医師会機能の復旧を踏まえ，被災地のコーディネート機能のもとで今後の医療ニーズを見極め，地元の医師会や医療機関への引き継ぎを行いながら活動範囲の縮小，撤収をしていき，最終的には日本医師会において，JMAT派遣の終了を決定する。

JMAT派遣終了後の中長期的医療支援を行うのが，JMAT II である。こちらは，災害関連死などの未然防止を最大の目的として，特に仮設住宅孤独死の予防やこころのケアを行う。JMATの派遣終了後，医師等が不足したり，住民の医療ニーズが高まったり，医療へのアクセス困難の深刻化が起き，外部からの医療支援が必要な場合にJMAT IIの派遣を行うが，被災地の都道府県医師会からの要請が原則であり，現地のニーズに応じた専門外来も行う。

4) 平時における活動

日本医師会では，2018年に日本災害医学会と「災害医療に関する相互協力協定」を締結した。日本医師会ではJMAT研修を同年から開始し，当初から日本災害医学会の支援を受けながら，今日も継続して実施している。

JMAT研修は，災害への備えを十分なものとし，かつ，災害発生時において，被災地の都道府県医師会や郡市区医師会などとの協働による医療支援活動の充実に資することを目的としている。

JMAT研修には，基本編，統括JMAT（先遣JMAT機能含む）編，ロジスティックス編など，いくつかコースがあるが，2023年7月にオプション研修として，日本災害医学会ならびに日本環境感染学会の協力を得て，COVID-19編を実施した。なお，日本環境感染学会とは2022年に同じく協定を結んでいる。

今後も各団体との連携を進めつつ，実際の災害対応の経験も踏まえ，JMATの体制や研修プログラムを見直しながら，日本医師会として災害対策を強化，深化させていく。

5) JMATと多職種連携

医師会の役割は，行政とのカウンターパート，そして，多職種との連携・協働の「かなめ」となることである。日本医師会では東日本大震災の時に，「被災者健康支援連絡協議会」を創設した。その目的は，①被災地の医療ニーズに対応し，医療チームの中長期的な派遣を確保すること，②避難所を

はじめ被災地の健康を確保するうえでのニーズを把握し，感染症対策などの必要な取り組みを行うことである。日本の主要な医療関係団体，省庁で構成し，熊本地震のときにも大きな役割を果たした。関係者が情報共有をしながら，被災地の医療支援ニーズへの対応を調整する。この連絡網は平時から，訓練などの連絡に活用され機能が維持されており，医療関係団体間の訓練協力なども積極的に行っている。

（細川秀一）

参考文献

- 日本医師会 JMAT 本部：JMAT 要綱
  https://www.med.or.jp/doctor/report/saigai/jmatyoukou20180901.pdf
  （2024 年 12 月 15 日アクセス）

Ⓕ 日本赤十字社の救護班

　日本赤十字社（以下，日赤）の使命は，「わたしたちは，苦しんでいる人を救いたいという思いを結集し，いかなる状況下でも，人間のいのちと健康，尊厳を守る」ことである。

　日赤の前身である博愛社は，1877 年西南戦争の際，諸外国の赤十字社にならい戦時の傷病者を敵味方の区別なく救護することを目的として設立され，1887 年日本赤十字社に改称された。1888 年磐梯山噴火災害では国際的にも初期となる自然災害での救護活動を行い，1892 年社則として災害救護が加えられた[1]。以降，国内外における災害救護において苦しむ人を救うために幅広い分野で活動している。

　なお，日赤の救護活動は以下の法的根拠により行われる。

1）日本赤十字社法，定款，救護規則に規定された「自らの責務」
2）災害救助法に基づく「協力義務・委託業務」
3）災害対策基本法に基づく「指定公共機関としての役割」

1）日赤の災害救護活動概要

　日赤の災害救護は，すべては被災者のために，発災後直ちに被災地に駆けつけ，被災地の医療・保健・福祉（Health）が回復するまで数週間から数か月間にわたり，継続的に被災者の自立を支援する活動である。**図 4-7** のように救護規則に定める 5 つの応急救護活動と，復旧・復興，防災・減災を含めた災害マネジメントサイクル全般にかかわる活動に加えて，ボランティア活動など被災地での尊厳ある暮らしを支え，つなぐため様々なニーズに対応している。

　日赤には 47 都道府県ごとに支部がある。そして全国を 6 つのブロックに分け，各ブロックに代表支部を配置している。災害が発生し救護活動が必要と判断される場合や，被災地都道府県等から要請があった場合，被災都道府県の支部が主体となり救護活動を実施する。災害が大規模・広域に及ぶ場合は，代表支部のブロック内調整や，本社と代表支部によるブロック間調整を行い，被災地への救護班派遣・救援物資配分等の支援を全国的に展開する。

　支部には市町に相当する地区・分区があり，地域奉仕団やボランティア活動の拠点となるなど，支部は平時から地区・分区を通じて地域と密接につな

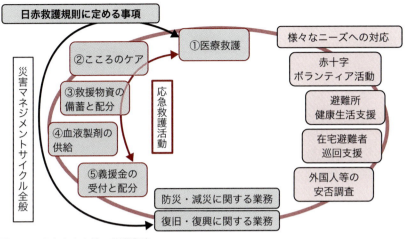

図 4-7 日本赤十字社の救護業務

がっている。災害時に支部は地区・分区からの要請により，救援物資（毛布，緊急セットなど）の配布を行うと同時に，救護班を派遣して医療保健衛生・こころのケア活動を行っている。このように日赤救護班は，発災直後から巡回診療や救護所診療などの被災地・被災者のニーズに沿った活動も行う。

2）日赤の救護班活動の実際

救護活動は被災地の保健・医療・福祉（Health）が回復するまでの補完であり，被災地の自立後はその地域の担当機関に引き継ぎ撤収する。こうした活動には赤十字ネットワーク内だけでなく，他組織・他機関との多職種連携・協働が求められる（**図 4-8**）。

a. 災害救護の調整

発災後直ちに本社，支部に災害対策本部が立ち上がり，日赤災害医療コーディネートチーム（医師，看護師，事務職などで構成）も参集して救護活動の調整をサポートする。被災地都道府県，二次医療圏，市区町村の 3 階層に設置される保健医療福祉調整本部や DMAT，DPAT 本部などとも緊密な連携を保つため，コーディネートチームやリエゾンを派遣し情報共有に努め

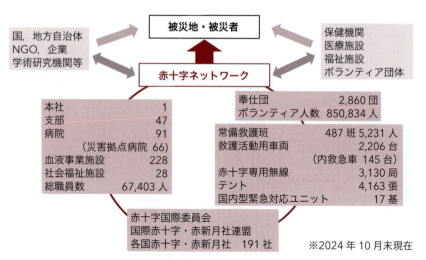

図 4-8　赤十字ネットワークと多職種連携

ている。また，日赤内には行政から委嘱された災害医療コーディネーター，災害時小児周産期リエゾン，内閣府調査チーム員もおり，それぞれの立場で救護活動に参画する。

b. 日赤救護班

　日赤救護班は医師1名，看護師（師長含む）3名，主事2名が基本的な編成である。東日本大震災以降は約7割の班に薬剤師が帯同しており，必要に応じて助産師，こころのケア要員などが加わる。国内型緊急対応ユニット（dERU）[※]では各構成員を増員して14名編成となる。

　日赤救護班は超急性期から他の救護班と目的・情報・場所を共有し，協働して活動する。被災地での救護所診療や巡回診療により，外傷・急性疾患および慢性疾患・要援護者へ即時対応し，被災地医療の負荷を軽減する。急性期災害医療の後は，JMATなどの救護班やDHEAT，被災地保健師とともに平時の保健・医療・福祉へのシームレスな引き継ぎができるよう活動する。

※　domestic Emergency Response Unit（国内型緊急対応ユニット）。仮設診療所を開設・運営するために必要なテントやトラック，医療資機材一式のこと。全国に17基が配備されている。

c. こころのケア班

　日赤こころのケアは，緊急事態や災害時に生じるストレスに対する心理・社会的支援である。対象は被災者，支援者にかかわらずすべての人々である。研修を受けた救護班要員や救護ボランティアなどが，被災地の個人・家族・コミュニティに対する支援を行う。ストレスを受けた人々に対し，サイコロジカル・ファーストエイドをもとに傾聴などを通してストレスの軽減を図り，さらなるケア・治療が必要な場合には臨床心理士，専門医（DPAT 等）につなぐ活動である。また，支援者のこころのケアとして支援者支援にも重点を置いている。

d. ボランティア

　日赤ボランティアは情報収集，炊き出し，救援物資の輸送と配分，その他被災地のニーズに応じた活動を行う。「地域赤十字奉仕団」「青年赤十字奉仕団」は平時から地域で活動している。加えて災害時には訓練を積んだ「防災ボランティア」や，被災地の様々な要望に合わせ専門的スキルをもつ特殊奉仕団（看護奉仕団，指圧救護奉仕団など）を派遣している。

　被災地でのボランティア連携会議の重要性はますます高まっており，日赤も積極的に参加して情報共有に努めている。

e. 尊厳ある生活・暮らしをつなぐ活動 「場所から人へ」

　避難生活では，生活環境や心身の健康などにかかわる様々な課題が生じる。被災者の健康維持と心身の苦痛軽減を目的に，平成28（2016）年熊本地震では日赤看護師，ボランティアによる「健康生活支援」（①避難所の衛生管理，環境改善物資支援，②災害時要配慮者への健康支援，柔道整復師によるリハビリテーション実施，③母子保健支援として乳児定期健診・母子交流活動など）が行われた。

　在宅避難，車中泊避難といった避難所外避難など避難生活が多様化するなかで，支援は「場所から人へ」と広がりをみせる。日赤救護班には医療だけでなく，生活・暮らしの支援も求められている。今後 DHEAT，DWAT などの保健・福祉機関やボランティア，NGO とのさらなる協働が不可欠である。

3）これからの災害救護に向けて─日赤災害救護研究所

　災害救護は，多くの災害を経験してその学びから発展してきた。現在，災害救護には医療だけでなく，被災者の命・健康・尊厳を支える様々な分野の人々が連携，協働している。

　日赤が将来にわたり国内外を問わず災害救護に貢献し続けるためには，長年の経験で得た知見を評価・分析して社会に還元するとともに，新たな知識・技術の研究，開発および活用に取り組んでいかなければならない。2021年災害救護に関する知の集積・発信の場として「日本赤十字看護大学附属災害救護研究所」（所長　富田博樹）を開設した。本研究所の使命は学術と連携して，過去から学び新たな知を創造することにある。

（丸山嘉一）

引用文献

1）川原由佳里，吉川龍子，川島みどり：日本赤十字社の災害救護関連規則の歴史．日看歴史会誌 20：10-21, 2007

Ⓖ 国立病院機構医療班

1）国立病院機構について

　国立病院機構（National Hospital Organization；NHO）は，厚生労働省が所管する独立行政法人であり，災害対策基本法に定める指定公共機関である。また2022年4月現在，北海道東北・関東信越・東海北陸・近畿・中国四国・九州の6グループから構成され，合計140病院を有するわが国最大の医療グループでもある。

　NHOの特徴は，民間病院では体制の整備，経験などから対応が困難であり，また不採算とされる結核，重症心身障害，筋ジストロフィーを含む神経・筋難病などの医療を担っており，さらに職員のグループ内病院間での異動が多いことから，急性期・慢性期疾患や上記の特殊疾患に幅広く対応できる経験をもっている職員が多くいることである。

a. NHOの災害対応

　災害対応はNHOの本来業務の1つである。

　国立病院機構法（第四章第二十一条）に，厚生労働大臣は，災害または公衆衛生上の危害発生，またそのおそれがあるときは，NHOに対し，医療の提供，調査および研究業務を求めることができ，NHOはその求めに応じなければならないと定められている。

　そのため，最新の中期計画では「災害や新興感染症等発生時など国の危機管理に際して，病院ネットワークを最大限活用し，災害医療現場等で貢献できる人材の育成や必要な施設整備を行うなどにより，地域における中核的な役割を果たす機関としての機能を充実・強化する。

　DMAT事務局の体制強化を通じ，国の災害医療体制の維持・発展に貢献するとともに，防災業務計画に基づき初動医療班や医療班の派遣体制及び災害拠点病院等における医療救護体制を充実し，発災時に必要な医療を確実に提供する」としている[1]。

　そして災害が発生した場合には，防災業務計画に基づき，国立病院機構独自の判断で初動医療班・医療班を派遣することができる。国立病院機構防災業務計画については **表4-2** に示す通りである。また，国立病院機構における災害医療体系については，**図4-9** に示す通りである。

表4-2 国立病院機構防災業務計画について

	NHO	
	初動医療班	医療班
根拠等	NHO防災業務計画/同計画本部業務実施要領 ⇒ 指示者は対策本部または現地対策本部	
規模	・基幹災害拠点病院 　12病院（初動医療班常時2班） ・災害拠点病院 　26病院（初動医療班常時1班）	各病院1班
構成	1班×5名 医師×1，看護師×2，事務職×1， 薬剤師等×1	1班×4名 医師×1，看護師×2， 事務職×1
待機	理事長からの待機指示 または 東京において震度5強以上，その他の地域において震度6弱以上の 地震が発生した場合	
派遣指示	理事長からの派遣指示 または 医療救護活動を早急に実施する必要があるに もかかわらず，通信の途絶等により理事長の 指示を待つ時間的猶予がないと院長が認めた とき	理事長からの派遣指示 または 地方自治体等から医療班の 派遣要請等を受けたとき
活動 フェーズ	発災後48時間以内 （1班あたり5日を限度）	初動医療班派遣後 （1班あたり5日を限度）
活動内容	自治体や避難所等の情報収集および 医療救護活動	被災地域での（継続的な） 医療救護活動

2) 災害支援活動の概要

　災害発生時においては，速やかにNHO本部にNHO災害対策本部を設置して，すべての情報を一元化し，医療救護活動の実施に関する連絡統制等の活動を開始する。

　また，被災地においては，6つあるグループ事務所内または被災地内の病院などにNHO現地災害対策本部を設置し，情報収集などの活動を開始する。こうした連携のもと，NHO初動医療班・医療班はDMAT等と協働して医療救護活動を実施することとなっている。初動医療班の任務は，避難所などの情報収集と早期の救護活動であり，医療班の役割は，被災地の救護所・避

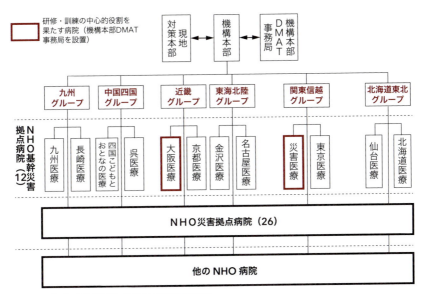

図 4-9　国立病院機構における災害医療体系

難所等の医療救護活動を行い，地域医療の復興を支援することである．初動医療班が災害発生後おおむね 48 時間以内の急性期に活動を開始するのに対し，医療班は初動医療班派遣後に派遣され，初動医療班の救護活動を引き継ぎ，以降地域医療の復興まで継続的に切れ目のない支援をする．

3) 過去の派遣実績
a. 東日本大震災[2]
　被災自治体による避難所状況や医療ニーズの把握が困難であったため，NHO 現地対策本部から巡回して状況の確認，情報収集をし，自治体や地元医師会などとの調整をし，活動エリアを定めて救護所の立ち上げなどを行った．医療機関が大きな被害を受けた地域では，長期的な医療班の支援が求められ，NHO は全国ネットワークにより継続的な医療班の派遣が可能であることから，その地域を統括する機関としての役割を担って活動した．
① 東京電力福島第一原子力発電所 (以下，1F) 事故への原子力災害対応
　（放射線スクリーニング班・警戒区域一時帰宅への支援）
　2011 年 3 月 12 日の 1F 事故を受け，3 月 13 日に厚生労働省から放射線科

医師，放射線技師等の専門家の派遣要請があり，同日夕方から放射線班が福島県庁へ派遣された。以降，計11班（47名）の医師，放射線技師等が福島県内の21か所の避難所等に派遣され，3月21日まで活動した。

放射線科医師，放射線技師等で支援隊を編成し，人体に問題となる量の汚染がないことを確認するために福島県の住民に対して放射線被ばくスクリーニングを行った。放射線スクリーニング班の派遣にあたっては，全国のNHO被ばく医療拠点病院の医師を招聘するとともに，病院横断的な放射線技師チームを編成しミッションを実行した。

また，原則立ち入りが禁止された警戒区域（原子力発電所から半径20 km圏内）の住民が一時帰宅する際の中継基地で，体調不良者への診療などを行うため医療班を派遣した。

② 医療班の派遣

被災県からのNHO本部への応援要請と，国立病院が所在する地方自治体からの直接要請により，3月15日から岩手県（3/15〜5/18），宮城県（3/15〜5/9），福島県（3/20〜3/26，1F事故は除く）へ156班（77病院，約710名）の医療班を派遣した。NHO現地対策本部活動，NHO病院の支援，各地域での救護所診療や避難所への巡回診療等を実施した。

5月10日以降，1Fから半径20 km圏内の「警戒区域」内に自宅がある住民の一時帰宅が始まった。国からの要請により，一時帰宅する際の中継基地で体調確認や一時帰宅後の体調不良者への対応などをするために，5月31日から28病院19班を継続的に派遣した。しかし，被災した地域の開業医など既存の医療資源が復興し，避難所巡回バスの運行により医療機関へのアクセスが向上したため派遣医療班への医療ニーズの減少が起こっていること，避難所環境が改善したことなどを総合的に判断して，支援活動を終了した。

③ 心のケアチーム派遣

震災に伴うPTSDや長期にわたる避難所生活等の精神的疲労に対するケアを行うため，岩手・宮城県の要請により，3月16日から12月末まで10病院106班の精神科医等の心のケアチームが派遣された。

b. 新型コロナウイルス感染症（COVID-19）対応

2022年2月，厚生労働大臣から，東京都および大阪府に新設・増設する

臨時の医療施設への看護師派遣（59 名）が要請された。NHO 本部において，NHO 全体の看護師派遣候補者を集約して，看護師派遣の体制を構築し，延べ 76 名が派遣された。さらに同年 4 月以降も臨時の医療施設が運営継続となったことから，引き続き看護師派遣を実施した。また，自治体等からの要請に基づき，クラスター発生病院や施設，軽症者などのための宿泊療養施設や重症センター，感染防止対策のための巡回訪問など，地域におけるCOVID-19 対応のため看護師派遣が実施された。

4）災害支援活動における NHO の特徴と課題

NHO は災害対策基本法で定める指定公共医療機関であり，厚生労働大臣の求めに応じる義務がある。災害支援活動における NHO の強みとしては，全国に 140 病院を有するわが国最大の医療ネットワークという点である。これにより，長期にわたる継続的な医療班の派遣が可能である。

そして，結核，重症心身障害，筋ジストロフィーを含む神経・筋難病などの診療は実質的に NHO が担っており，また職員のグループ内病院間での異動が多いため，急性期・慢性期の疾患，特殊疾患に幅広く対応できる経験を持っている NHO 職員が多くいる。これにより，上記特殊疾患病棟での災害対応に多くの NHO 職員が対応できる。

ただし，職員のグループ内病院間での異動が多いことは，課題でもある。すなわち，NHO 内の DMAT 指定医療機関に勤務している期間に DMAT の資格を取得しても，転勤により DMAT としての派遣資格を失う職員も多く，災害対応へのモチベーションがなくなる者もいるためである。

（若井聡智）

引用文献

1) 独立行政法人国立病院機構中期計画 令和 6 年 3 月 28 日改正
   https://nho.hosp.go.jp/files/000212496.pdf（2024 年 12 月 15 日アクセス）
2) 独立行政法人国立病院機構：東日本大震災における NHO の支援活動の記録.
   https://nho.hosp.go.jp/files/000050175.pdf（2024 年 12 月 15 日アクセス）

Ⓗ 全日本病院協会災害時医療支援活動班（AMAT）

1）創設経緯と体制

全日本病院協会災害時医療支援活動班（All Japan Hospital Medical Assistance Team；AMAT）は全日本病院協会加盟病院が組織した災害時医療活動支援班を源流にもち，東日本大震災時，被災地への派遣活動で得た反省点を踏まえて改組された「災害時保健医療活動チーム」である。AMATの隊員資格取得には，災害拠点病院もしくは DMAT 指定病院所属の縛りがないため，DMAT を有する病院以外の民間病院の職員が AMAT 隊員の多くを占めている。AMAT 事務局は DMAT に準じた災害時保健医療活動チームの育成を目指している。

前述の全日本病院協会（以下，全日病）には，全国 8,079 病院[1]のうち 31％を占める 2,558 病院が加盟している。四病院団体協議会（四病協）[※]には全日病のほか，日本医療法人協会（1,002 法人），日本病院会（2,569 病院），日本精神科病院協会（1,186 病院）が加盟しており（2024 年 10 月現在），それぞれの団体に AMAT 隊員が所属している。

災害時医療活動支援班としての派遣は，2000 年の有珠山（うすざん）噴火にさかのぼる。その後複数の災害派遣を経て，2011 年の東日本大震災時には，複数のチームを経時的に複数の被災地へ派遣した。市区町村レベルの災害対策医療本部（現在の保健医療福祉調整本部）活動や，回転翼機を用いた地域医療搬送支援，病院救急車を活用した医療搬送，避難所の定点診療所および巡回診療，死体検案など数多くの任務に従事して評価を得た反面，派遣チームの質の差が課題となった。

この課題を解決すべく，DMAT の協力を得て全国共通研修プログラムの開発に着手し，2013 年に活動要領[2]を制定して災害時医療活動支援班をAMAT（All Japan Hospital Association Medical Assistance Team）と改称した。2016 年には医療法人協会と研修を共催，2019 年日本病院会へと受講枠を拡大した。現在の正式名称は All Japan Hospital Medical Assistance Team（略称は同じく AMAT）である。

※　四病院団体協議会：日本病院会，日本精神科病院協会，日本医療法人協会，全日本病院協会で構成される協議会。

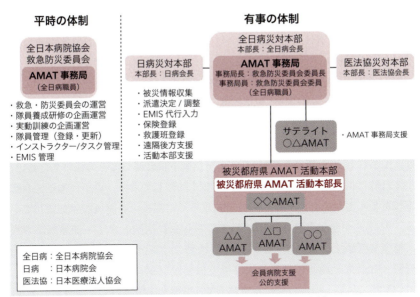

図 4-10　AMATの指揮系統図（2024年6月1日　救急防災委員会決定）

2）組織体制と役割・機能（図 4-10）

　災害発生時には全日病会長を本部長とする全日本病院協会災害対策本部が設置され，その直轄組織として（有事）AMAT事務局が設置される。AMATの派遣および調整はAMAT事務局長が担い，被災地外の会員病院にAMAT派遣を要請する。

　被災都道府県内でのAMAT活動の拠点として，幹事指定病院（DMATと災害拠点病院の関係に準ずる）にAMAT活動本部が設置される。派遣されたAMATの指揮調整はAMAT活動本部長が担う。

　AMATの役割は，優先すべき順に病院支援（会員・非会員を問わず），病院救急車を用いた医療搬送，院外での医療支援活動（医療救護所・避難所や在宅避難者への巡回診療など），そして災害現場での医療支援である。

　AMATは，日本赤十字社や地域医療推進機構（JCHO）などと同様に会員病院への互助的支援を役割として併せ持つ[3]。東日本大震災時に，発災直後には民間の会員病院へ公的な支援が届きづらい現状を目の当たりにし，会員相互の互助体制の強化と充実をはかる必要性を強く認識したことに起因している。被災した会員病院に一刻も早く支援の手を差し伸べる互助の理念は

AMAT 活動の根幹である。

　しかしながら AMAT は互助のみを行うわけではない。被災地域のコーディネート機能のもとで，いわゆる公助にも積極的に参加する。

　AMAT 事務局直轄の先遣 AMAT が被災地内に派遣され，前述の AMAT 活動本部長と連携をとりつつ，被災都道府県に設置された保健医療福祉調整本部にリエゾンとして入り，被災地のコーディネーションのもと他の保健医療福祉活動チームと連携体制を構築する。公助としてのニーズを担当する AMAT は，AMAT 活動本部から AMAT リエゾン傘下に転籍してその任に当たる。

　全日病にはオーナーズホスピタルが多く加盟しており，傘下に福祉・介護施設を多くもつ。また医療法人協会には多くの福祉・介護施設が加盟している。AMAT が発災直後から活動してこれら会員病院と傘下・関連施設の被災情報を収集することにより，DMAT 活動では第2～3優先順位である一般病院・社会福祉施設の情報をより早く保健医療福祉調整本部と情報共有して，医療・介護・福祉の枠組みを超えて，支援を提供することが可能となる。

　AMAT の隊員構成は柔軟性が高く，医師・看護師以外のいわゆる業務調整員に属する職員はシステムエンジニアから調理師まで病院勤務25職種に及び（**図4-11**），被災地の医療機関から求められるオーダーに即して職種

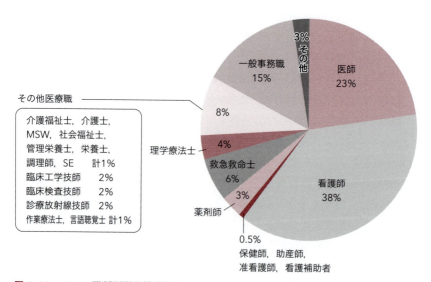

図4-11　AMAT 職種別隊員構成割合

を組み合わせて派遣が可能である。

3）派遣要請・アクセス方法

AMATの派遣は，発災後に全日本病院協会内に設置される（有事）AMAT事務局の指揮と調整のもとに行われる。その経路には，以下の4つのパターンがある。

- 全日病がAMATを有する病院（以下，AMAT病院）へ派遣要請→AMAT派遣
- 救急防災委員会が全日病会長へ上申→全日病がAMAT病院へ派遣要請→AMAT派遣
- 救急防災委員会が先遣AMAT指定病院へ派遣要請→先遣AMATを派遣
- 被災地会員病院や被災地内の幹事指定病院が全日病へ派遣要請→全日病がAMAT病院へ派遣要請→AMAT派遣

アクセス先は，全日病に常設しているAMAT事務局である。

4）AMATの活動期間

DMATに倣い1チーム当たりの活動期間は，移動時間を除き48時間以内を基本とし，必要に応じて後続隊を順次派遣して活動を継続する。令和元（2019）年房総半島台風時には19チームを7次隊まで14日間にわたり派遣し，令和6年能登半島地震時には33病院からなる29チームを5次隊まで11日間にわたり派遣した実績を有する（図4-12）。AMAT事務局サテライ

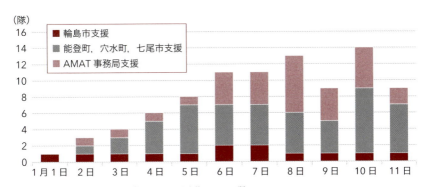

図4-12　令和6年能登半島地震での活動AMAT数

トおよび都道府県保健医療福祉調整本部に入る AMAT リエゾンには期限を設けず柔軟に対応している。

AMAT 活動の終了は，被災地の幹事指定病院，派遣元の病院等と調整のうえ，AMAT 事務局が上位の全日病等の災害対策本部と協議して決定する。

5）現場活動の実際

AMAT の最優先すべき役割は，人的支援を求めている病院支援であり，支援先は会員・非会員を問わない。AMAT は派遣先の病院長の指揮のもとで，当直を含めて外来診療や病棟業務などあらゆる病院支援業務に従事する。また，病院および法人傘下の福祉・介護施設に対しての物資支援も併せて行う。

病院救急車を活用した医療搬送は，AMAT の得意とするところであり，期待されている役割である[3]。平成 28 年熊本地震での高度医療搬送や令和元年房総半島台風，令和元年東日本台風や令和 6 年能登半島地震では病院避難等で活躍した。平成 30 年 7 月豪雨（西日本豪雨）では，大型の避難所に病院救急車を複数台配置し，消防救急車の補完力として消防救急と連携して医療搬送に従事した。

そのほか，被災地のコーディネートに基づいて医療救護所・避難所や在宅避難者への巡回診療など院外での医療支援活動も行う。

AMAT としては，熊本地震を皮切りに令和 6 年能登半島地震まで過去 6 回の災害派遣実績を有する。また感染症（COVID-19）対応として 2020 年のダイヤモンド・プリンセス号への派遣実績を有する。

6）平時における活動

AMAT 事務局は，全日病救急防災委員会内に常設されている。平時には救急・防災委員会の運営，隊員養成研修および実動訓練の企画運営，隊員管理（登録・更新），タスクおよびインストラクター管理などを行っている。

2014 年に 27 病院 105 名の参加を得て第 1 回 AMAT 隊員養成研修会を開催し，以降年 2 回の開催を重ねて，2023 年 1 月までに計 22 回の研修会を開催し 1,484 名の隊員を養成している。研修はグループワークを含む座学だけでなく，自衛隊の協力を得て回転翼機や艦艇を使用した実動訓練を過去 12 回開催している。

現在も隊員養成研修は四病協団体を対象に年2回実施し，2023年にはロジスティックス機能強化を目標にしたロジスティックス研修会を新たに開始した。

7）AMATと多職種連携

ダイヤモンド・プリンセス号でのCOVID-19対応では，船内でDMATと協働し，当直業務や感染者対応および乗員の健康管理などを行った。令和6年能登半島地震においては，DMATと協働して被災病院で発熱外来や救急外来を展開したほか，JMATと協働して避難所支援を展開し，防ぎえた災害死と災害関連死を極力ゼロに近づけることを目標に活動した。

AMATは防ぎえた災害死と災害関連死を極力ゼロに近づけるため，被災地内の病院機能を支える活動を第一優先順位として行う。この目的を達成するには被災地域の災害医療コーディネートのもとで他組織・多組織・多職種連携を実践することが重要である。隊員養成研修会では，DMATや緊急消防援助隊，広域緊急援助隊の仕組みを学び，実動訓練で実際に連携した活動を行い，実災害の備えとしている。

（大桃丈知）

引用文献

1）政策統括官付参事官付保健統計室：医療施設動態調査（令和6年4月末概数）政府統計
https://www.mhlw.go.jp/toukei/saikin/hw/iryosd/m24/dl/is2404_01.pdf（2024年12月15日アクセス）
2）全日本病院協会：AMAT（全日本病院医療支援班）
https://www.ajha.or.jp/hms/amat/（2024年12月15日アクセス）
3）厚生労働省：災害時における被災地外からの医療・保健に関わるチームの一例（資料2-1） 平成30年10月31日 第9回救急・災害医療提供体制等の在り方に関する検討会資料.
https://www.mhlw.go.jp/content/10802000/000377339.pdf（2024年12月15日アクセス）

① 日本災害歯科支援チーム(JDAT)

1) 組織体制と役割・機能

　日本災害歯科支援チーム（Japan Dental Alliance Team；JDAT）は，災害発生後おおむね72時間以降に地域歯科保健医療専門職により行われる，応急歯科治療や避難所等における口腔衛生を中心とした公衆衛生活動を支援することを通じて，被災者の健康を守り，地域歯科医療の復旧を支援すること等を目的としており，2022年3年に正式発足した[1]。

　大規模災害時には，日本歯科医師会が基幹事務局となり，日本歯科衛生士会や日本歯科技工士会などで日本災害歯科保健医療連絡協議会を組織し，被災地域の都道府県の派遣要請を踏まえた厚生労働省からの要請に基づき，JDATを派遣し，被災地域に人的支援や物資の支援等を行う[2]。

　具体的な活動には，応急歯科診療と口腔健康管理がある（**図4-13**）[3]。

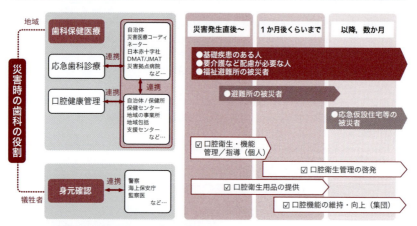

図4-13　災害時の地域における歯科の役割
〔中久木康一，福田英輝：自治体における災害時の歯科保健活動推進のための活動指針作成に向けた研究（令和4年度厚生労働科学研究費　地域医療基盤開発推進研究，p73) http://mhlw-grants.niph.go.jp/project/164976 より作成〕

応急歯科診療：地域歯科医療機関が稼働できない，近隣に歯科医療機関がない場所に避難所/仮設住宅などが設置された場合などに，初期は主に医療救護所に合わせた歯科医療救護所を設置し，中長期にわたる場合には，仮設歯科診療所・訪問歯科診療車などを設置する。

口腔健康管理：避難所等における口腔衛生・口腔機能の管理，維持・向上を中心とした歯科保健活動を行う。

- 歯科口腔ニーズの把握と課題に対する歯科保健提供体制の確立
- 特に災害時要配慮者（高齢者・障害児者）に対する，口腔ケアを含む口腔健康管理，およびその啓発
- 義歯紛失ないし義歯破損などの医療ニーズに対する応急診療
- 栄養摂取困難者に対する栄養やリハビリテーションと連携した活動
- 乳幼児，児童および保護者に対する，う蝕予防および口腔機能発達に関する活動

大規模災害発生後の迅速な初期対応や，中長期にわたる避難生活者への支援，地域歯科医療の復旧等に向けた支援などを円滑に行うため，被災地の行政はもとより，厚生労働省，自衛隊などの災害時対応に携わる各機関や，DMAT，DPAT，JMATなどの医療関係団体から派遣される医療チームとの有機的な連携のもとで連携し※，状況変化に応じて柔軟に対応することが求められる。

2）派遣要請・アクセス方法

JDATは，厚生労働省からの災害救助法に則った派遣要請を，日本歯科医師会が基幹事務局を務める日本災害歯科保健医療連絡協議会が受けて，各都道府県単位や歯科関連組織単位で構築したチームで派遣される。

また，隣県協定，カウンターパート県支援や，知事会における支援などにおいても，都道府県と災害時歯科医療救護協定などを締結している都道府県歯科医師会，もしくは都道府県災害歯科保健医療連絡協議会として派遣する

※ DMATやJMATから，歯科診療のニーズがある者がいた場合に，対応を求められることがある。JMATのチームの一員として歯科が帯同し，医科歯科合同での保健医療支援を行ったこともあった。「食べる」機能の維持により栄養を確保するための支援は，JDA-DATやJRATとの連携が必要であり，「食べる意欲」を失っている人への対応には，DPATとの連携も重要と考えられる。

場合があることも想定している。

3）JDATの活動期間

災害急性期において，JDAT は歯科医療救護チームとして，1チームあたり「歯科医師2名，歯科衛生士1名，歯科技工士1名」などで構成される。地域歯科医療提供体制が回復・整備されてくるとともに，歯科保健支援チームとして「歯科医師2名，歯科衛生士2名」もしくは「歯科医師1名，歯科衛生士2〜3名」と変化していく。

多くが歯科診療所からの派遣となることを鑑み，標準的なチームごとの現地活動期間は4〜5日間（日曜〜水曜 or 木曜，水曜 or 木曜〜日曜）を基本と考えている。

4）現場活動の実際

地震（および津波）など，長期的にインフラが影響される場合には災害関連死における呼吸器疾患が3割程度を占めることもあり，被災者の健康管理において，災害時要配慮者に対する口腔健康管理（口腔衛生・口腔機能の管理）とその啓発による組織的な歯科保健活動が必要とされる[3]。

平常時の歯科保健医療提供体制において，歯科医療のほとんどは地域の歯科診療所が担っており（介護施設や在宅などへの歯科訪問診療を含む），また，地域歯科保健や学校歯科保健活動も，多くは歯科診療所の歯科医師・歯科衛生士が担っている。このため，被災地域の歯科診療所および歯科専門職を支援する形で，JDAT は活動する。

また，歯科保健業務の調整を歯科専門職（歯科医師・歯科衛生士）が担っている割合は，保健所では30％程度，市町村では20％程度であり，災害時には必要に応じて，JDAT が歯科専門職としての立場から地域歯科保健医療体制に対する助言を担う可能性もある。

これらの JDAT の活動は，被災地域内外の複数のコーディネーターが連携して調整する。

災害時の JDAT 派遣実績としては，令和6年能登半島地震において，石川県に対して他県からの JDAT が派遣され，1月18日から3月20日までの2か月間で128チームが活動した。主に避難所を巡回しての応急歯科治療・歯科保健活動が中心となったが，特に歯科診療所の回復に時間を要した市町

村においては，活動終了時まで応急歯科治療対応が継続された。一部において，食事が困難な人への JDA-DAT との連携，避難所での健康体操においての JRAT との連携ができたが，多職種との連携においては課題が残った。なお，石川県内の JDAT も活動しており，避難所などにおける活動はもとより，歯科診療車による歯科診療支援や，遠隔避難である 1.5 次避難所，2 次避難所などに対しての活動を 1 月 7 日より 4 月 27 日まで 236 チームが実施した。

5）平常時における活動

　各職能団体等における災害時対応の研修会のほか，2018 年度からは厚生労働省事業としての「災害歯科保健医療体制研修会（現：JDAT 標準研修会）」を開催し，更新期間を 5 年と設定して更新研修も実施している。2020年度からは「災害歯科保健医療アドバンス研修会（現：JDAT アドバンス研修会）」を継続的に開催し，2021 年度には『災害歯科保健医療標準テキスト』を出版している[4]。

　2024 年度からの「JDAT 標準研修会」は地域ごとの開催を中心とし，地域における研修の機会を通じて共通理解を形成し，JDAT の編成とともに受援体制の構築もはかっている。なお，都道府県ごとに保健所単位を基本として編成している JDAT は，2023 年度現在 300 チームあまりが登録されている。

　また，歯科関連団体においては，日本病院歯科口腔外科協議会，日本障害者歯科学会などが災害対策に関する委員会を設置しており，連携した体制を構築すべく協議が進められている。

6）JDAT と多職種連携

　JDAT は災害時の歯科保健医療に対応するチームとしているが，それを通じての全身の健康を保つことが目的であり，そのための指標の 1 つは栄養となる。適切な栄養摂取をするためのツールであり経路である歯科口腔の健康を回復保持するとともに，実際に栄養のある食事を適切に摂取できなければ効果的ではなく，特に高齢者においてはフレイル状態に陥りやすい（**図 4-14**）。

　オーラルフレイル（口のフレイル）は，フレイル状態に陥る前のプレフレイル（前フレイル）期に出現する症状であり，この段階で管理栄養士やリハ

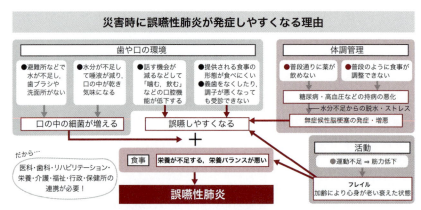

図4-14 災害時の誤嚥性肺炎の発症と，多職種で連携した支援の必要性
〔「災害時要配慮者に対する多職種が連携した「食べる支援」体制の構築」研究班：大規模災害時には「食べる」支援の連携が必要です，p3 (JSPS 科研費 19K10420)，http://jsdphd.umin.jp/pdf/19K10420.nkkk.4p.pdfより作成〕

ビリテーション専門職などの多職種と連携してフレイルを予防し，フレイル関連肺炎ともよばれる誤嚥性肺炎などの災害関連疾病の発症を予防することは，災害時の医療の適正化にも寄与すると考えている[5]。

このため，歯科口腔保健の評価項目は，全国保健師長会の「災害時の保健活動推進マニュアル」における「健康課題毎のチェック項目」での評価項目と共通化されている[6]。また，日本災害医学会においては災害時「食べる」連携委員会を設置し，主に歯科・栄養・リハビリテーションを中心とした多職種で「食べる」を支える視点での連携を考える研修会の準備が進められてきている[7]。

（中久木康一）

引用文献

1) JDAT（Japan Dental Alliance Team：日本災害歯科支援チーム）活動要領．日本歯科医師会・日本災害歯科保健医療連絡協議会，2022年10月．https://www.jda.or.jp/dentist/disaster/（2024年12月15日アクセス）
2) 災害歯科保健医療連絡協議会 行動指針
https://www.jda.or.jp/dentist/disaster/（2024年12月15日アクセス）
3) 中久木康一，福田英輝：自治体における災害時の歯科保健活動推進のための活動指針作成に向けた研究（令和4年度厚生労働科学研究費補助金　地域医療基盤開発推進研

究），2023.
　https://mhlw-grants.niph.go.jp/project/164976（2024 年 12 月 15 日アクセス）
4）日本歯科医師会・日本災害歯科保健医療連絡協議会 編：災害歯科保健医療標準テキ
　スト 第 2 版．医歯薬出版，2024
5）「災害時要配慮者に対する多職種が連携した「食べる支援」体制の構築」研究班：大
　規模災害時には「食べる」支援の連携が必要です（JSPS 科研費 19K10420）.
　http://jsdphd.umin.jp/pdf/19K10420.nkkk.4p.pdf（2024 年 12 月 15 日アクセス）
6）日本公衆衛生協会/全国保健師長会：令和元年度地域保健総合推進事業「災害時の保
　健活動推進マニュアルの周知」報告書 災害時の保健活動推進マニュアル．2019
　https://www.nacphn.jp/02/saigai/pdf/manual_2019.pdf（2024 年 12 月 15 日アクセス）
7）「災害時「食べる」連携委員会が設置されました」，JADM NEWS LETTER 2022 No.3
　2022 年 11 月．
　https://jadm.or.jp/contents/bulletin/（2024 年 12 月 15 日アクセス）

Ⓙ 薬剤師支援チーム

　自然災害の規模や頻度が増加しており，災害時の医療体制の構築が喫緊の課題となっているなか，薬剤師の役割は，被災者の薬物療法の継続や健康維持において不可欠である。本項では，災害支援における薬剤師の役割，薬剤師支援チームの活動，そして実際の災害事例である令和6年能登半島地震での対応を踏まえ，薬剤師の支援活動について解説する。

1）薬剤師の役割

　災害時における薬剤師の役割は主に，①被災者への服薬指導，②医薬品の仕分け・管理，③避難所や医療施設への医薬品の供給，④医師や看護師に対する医薬品の情報提供と適切な薬物療法の支援，である。さらに，災害時の必須医薬品リスト（日本災害医学会ウェブサイト https://jadm.or.jp/contents/model/）の作成にも寄与している。

a. 被災者への服薬指導

　避難所や救護所等で薬剤師が服薬指導を行うことは，厚生労働省防災計画に記されている薬剤師の役割である。服薬指導とともに，被災者の健康に関する相談に応じ，必要な情報を提供する。特に高血圧，糖尿病などの生活習慣病をもつ患者に対しては，生活習慣の改善指導も行う。

　服薬指導とともに，とりわけ薬剤師の役割が発揮できるのは，「薬の割り出し」である。平時より，災害時の薬の備えとしては，処方されている薬を備蓄すること，お薬手帳を携帯することを啓発しているが，患者が処方薬やお薬手帳を携帯できずに被災することもある。処方薬の情報を管理していた病院・薬局が被災することもある。このような場合，薬剤師は患者から診断された病名や薬の形状，服薬期間などを聞き出し，薬を特定する。これを「薬の割り出し」という。そして，割り出した結果，臨時で処方できる薬が普段服用している薬と異なる場合は，飲み方を間違えないよう服薬指導を十分行う必要がある。

　なお，平時より，薬剤師は複数の薬を服用している患者に対して，薬物相互作用のチェックを行い，副作用のリスクを低減している。そのため複数の薬が必要な場合でも，災害時の限られた医薬品のなかから適切な医薬品の選

別を行うことができる。近年は医療費抑制のためジェネリック医薬品が使用されていることから，ジェネリック医薬品に関する情報を提供する。以上のように薬剤師支援チームは平時に近い状態での服薬管理に貢献できる。

b. 医薬品の仕分け・管理

全国から支援物資として届けられる医薬品を分類・整理する。また，被災した病院・薬局でどんな薬がどのくらい残っていて，使用できるのかを把握し，それらの情報を管理する。

c. 医薬品の供給

仕分けされた医薬品を救護所などに供給する。避難所に風邪薬や整腸剤，湿布薬などの一般用医薬品（OTC）や，消毒薬・マスクを配布することもある。

消毒薬やマスクなどの衛生用品の配布だけでなく，避難所での消毒薬の設置，被災者への正しい手洗いの指導なども行い，避難所における感染症予防対策を支援する。

d. 医師・看護師への情報提供，薬物療法の支援

被災地には限られた医薬品しかない場合が少なくない。そのため，医師や看護師に使える医薬品の情報とともに，それらの医薬品の使用（効能，飲み合わせ，副作用など）に関する情報も提供する。

2）薬剤師支援チーム

薬剤師支援チームの活動内容は以下の通りである。
- 災害発生時の初期対応：災害発生直後の情報収集，被災状況の把握，必要な物資の調達を行う。
- 避難所における薬剤管理：避難所における薬剤の保管，調剤，配布を行う。
- 医薬品供給ルートの確保：医薬品メーカーや卸売業者と連携し，医薬品の安定供給を確保する。
- 地域住民への情報提供：避難所や地域住民に対して，薬に関する情報を提供する。

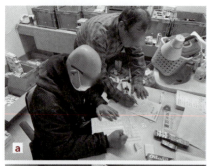
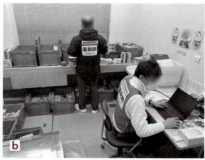
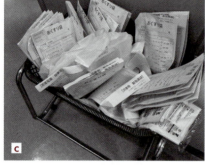

図4-15 調剤拠点での活動
a：医師の処方箋作成補助を行い協働する薬剤師（珠洲市にて）
b：調剤拠点で活動中の薬剤師（珠洲市にて）
c：災害処方箋により調剤を行った医薬品

- 医療機関との連携：医師や看護師と連携し，被災者の医療ニーズに対応する。

3）能登半島地震からみた薬剤師の支援活動の実際

　令和6年能登半島地震では，多くの地域で多くの薬剤師と薬局が被災したことにより，医薬品供給体制が崩れた。そこで，能登半島における医療チームの拠点である保健医療福祉調整本部に薬剤師支援チームも入り，調剤拠点を設置した（図4-15）。また，医薬品の供給フローチャート（図4-16）を作成し，災害処方箋の交付や受診のできない被災者に対し，過去の服薬履歴を調査し，調剤や服薬説明，投薬を行った。さらに，モバイルファーマシーを活用し，車載型の薬局を被災地に派遣し（図4-17），薬品の調剤・提供を行った。夜間や遠隔地でも薬剤サービスを提供することで，被災者の利便性を向上させた。

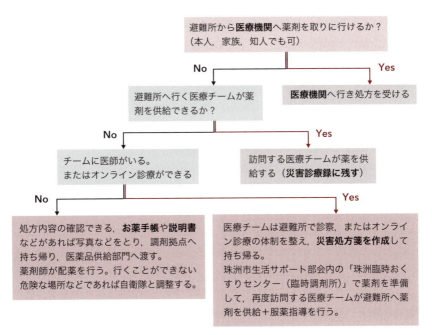

図 4-16　薬剤供給フローチャート

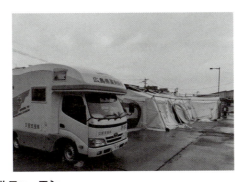

図 4-17　モバイルファーマシー

　調剤拠点や医薬品が必要であった医療チームへは，ヘリコプターや小型飛行機などを利用し空路により，遠隔地やアクセスが困難な地域への医薬品輸送を迅速に行った。多くの避難所が運営されているなか，避難者の健康維持やセルフメディケーションのサポートとして，OTC の配布も行った。

医薬品の供給体制のみならず，避難所における環境衛生活動にもかかわった。感染症予防の観点から，トイレの衛生管理は非常に重要であるため，簡易トイレの設置や清掃，トイレ用品の配布を行った。また密閉された空間での感染症リスクの低減には，換気は不可欠であるため，二酸化炭素濃度測定を用いて避難所の換気状況を測定し，換気を行い，感染症予防に努めた。

4) 災害支援における薬剤師の今後の課題

上記のような活動を多職種と連携して行ったが，一方では，他の支援者への心ない言葉の投げかけ，被災者や他の支援者が見たときに違和感を抱くような態度・行動などが休息時間にあり，支援者のモラルや活動内容の効率的な提供という点では，課題も多く見受けられた。

これらを解決していくためには，災害対応能力をもつ薬剤師の育成，災害対応マニュアルの作成，シミュレーション訓練の実施など，実践的な訓練を行うことが重要である。平時より医療機関，行政，地域住民との連携，また地域の薬局と医療機関との連携を強化し，災害時の情報共有を円滑に行う必要がある。

また，他の医療従事者との役割分担，ボランティアの活用など，様々な方法で災害時の薬剤師の負担を軽減する必要がある。

災害支援において薬剤師は，被災者の健康回復に大きく貢献する。多職種連携を強化し，薬剤師支援チームの活動を通じ，より効果的な災害支援を実現していきたい。

（渡邉暁洋）

Ⓚ 災害支援ナース

1）組織体制と役割・機能

　災害支援ナースは，平成7（1995）年兵庫県南部地震（阪神・淡路大震災）において，日本看護協会・兵庫県看護協会・兵庫県立看護大学（当時）との連携のもとで看護ボランティアの派遣調整を行ったことをきっかけに誕生し，これまでに最大で1万人を超える看護職が災害支援ナースとして都道府県看護協会に登録してきた。

　特に東日本大震災以降，災害支援ナースは，毎年，地震や台風，豪雨災害などの被災地で支援活動を行い，その実績が評価されてきた。その一方，災害支援ナースは看護職同士の助け合いを基盤に発展してきたことから，活動の位置づけの不明確さなどの課題があった。

　そのようななか，2020年にCOVID-19のパンデミックが発生し，医療機関では，看護職は軽症者・重症者を問わず対応に追われていた。加えて，ワクチン接種や宿泊療養施設での看護支援などといった様々なニーズが生じ，看護職員の人材不足への対応が困難になるという事態も起きていた。

　このような状況を踏まえ，国において，次の感染症危機に備えるための対応の方向性や具体策が議論され，医療法や感染症法等の改正により，医療機関で勤務する災害支援ナースはDMATやDPATと並んで「災害・感染症医療業務従事者」として国に登録をする運びとなった[1]。この法改正により，自然災害時のみならず新興感染症の発生・まん延時にも派遣されるようになった。

　災害支援ナースとは，被災地等に派遣され，地域住民の健康維持・確保に必要な看護を提供するとともに，看護職員の心身の負担を軽減し支えること（以下，「看護支援活動」）を行う看護職員のことであり，厚生労働省医政局が実施する災害支援ナース養成研修を修了し，厚生労働省医政局に登録された者の総称である。

　日本看護協会は，国からの委託を受け，災害支援ナース養成のための研修や登録者のリスト管理を実施する。さらに，研修については都道府県看護協会に一部委託し，連携して養成・研修修了者のリスト化を行っている。

※1　就業の有無や場を問わず，「災害支援ナース」としての国への登録もあわせて行われる。

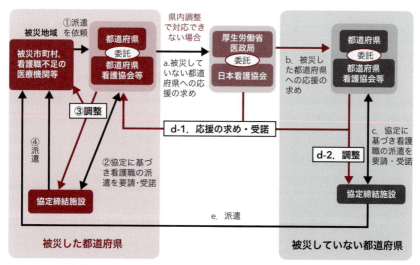

図 4-18　災害支援ナース派遣調整の流れ

　また，災害支援ナースは，まずは被災地等が属する都道府県内で活動することが基本となるが，災害規模によっては都道府県を越えた支援活動も行う。その際には，日本看護協会が派遣調整を行うことも国からの委託内容に含まれるものとなっている（**図 4-18**）。

　令和 6（2024）年 4 月 1 日施行の改正医療法に基づき，厚生労働省から災害支援ナース活動要領，災害支援ナースの協定ひな形およびその解説書が公表された。そのなかで，これまでボランティアとして活動してきた災害支援ナースは，所属する医療機関との雇用関係を維持したまま被災地に派遣されることが示されている[※2]。

2) 派遣要請・アクセス方法

　大規模災害発生時または新興感染症発生・まん延時の県内・県外派遣については，災害支援ナース活動要領に記載されている。

[※2] 都道府県が，病院，診療所以外の施設についても協定を締結することは可能である。
　また，所属する施設のない災害支援ナースについても，地域の実情に応じて，都道府県が災害支援ナースを直接雇用する，あるいは都道府県看護協会が災害支援ナースを雇用したうえで，都道府県と都道府県看護協会が協定を締結し，派遣を行うことができる。

県内派遣の際には，被災した都道府県が災害支援ナースの派遣の必要性とあわせて，活動場所や人数，期間，内容などを検討・決定し，協定締結施設への派遣要請と調整を行う。

また，被災した都道府県が，県内派遣が適切に講じられてもなお，災害支援ナースが不足すると判断した際には，他の都道府県に対して派遣を要請する。その際，厚生労働省に派遣調整を要請することができる。日本看護協会は，厚生労働省からの委託を受け，県外派遣の調整を実施することとなっている。都道府県は，県内での派遣調整に係る業務と災害支援ナースの活動に必要な支援を都道府県看護協会に委託することも可能である。

3) 災害支援ナースの活動

大規模災害時には，多くの被災者が家屋の損傷などにより生活の基盤を失い，長期にわたる避難生活を余儀なくされる。特に，災害亜急性期には厳しい避難環境のなかで災害関連死などが生じ，これらを予防するためには看護の力が非常に重要である。

また，被災地の看護職には，家族が負傷したり家を失ったりと，自らが被災しても職務を離れることができない者が多くいる。あるいは，被災した医療機関から多くの患者が搬送される場合，受け入れを行う医療機関では看護職のマンパワーが不足した状態となる。

感染症流行下においても，看護職は自身も感染するリスクがある環境下において，感染者への対応や感染拡大防止の支援のため，幅広い場で重要な役割を担う。ひとたび感染症がまん延・拡大した際には，必要な場で迅速に活動できるよう多くの人員が必要とされる。

このような状況において，災害支援ナースは，医療ニーズだけでなく人々の生活を見据えて看護支援活動を行う。個々の地域住民がもともとどのように自宅で暮らしていたのかを意識し，人々がもつ力を最大限活かして必要な支援を行うことで，生命と暮らし・尊厳を守っている。

例えば令和6年能登半島地震時においては，災害支援ナースの主な活動内容として，避難所における救急搬送を含む医療機関への受診支援，慢性疾患を有する避難者に対する重症化予防のためのケア，感染症アセスメントと感染拡大予防のための環境整備や手洗いなどの啓発活動，避難者の生活状況のモニタリング，廃用性症候群予防のための活動などが報告されている。ま

た，医療機関や高齢者施設などでの看護業務を支援し，被災した看護職が休息をとれるよう支援を行っている。

4）活動期間

災害時の活動時期は急性期から亜急性期（発災後3日以降から1か月間程度）を目安とし，個々の災害支援ナースの派遣期間は原則として移動時間を含めた3泊4日としている。また，新興感染症の発生・まん延地域での活動は，原則として，移動時間を含めた2週間を目安としているが，PCR検査の実施など，災害支援ナースの通常業務への復帰可否を確認する期間は別途設ける。

5）活動場所

災害時の活動場所は，原則として，被災した医療機関，社会福祉施設および避難所（福祉避難所を含む）を優先する。また，新興感染症の発生・まん延時には，原則として，新興感染症の拡大・まん延により看護職員の支援が必要な医療機関，社会福祉施設および宿泊療養施設を優先する。

6）災害支援ナースと多職種連携

災害支援ナースが活動する時期は，保健・医療・福祉にかかわる多種多様な専門職・非専門職が活動している時期でもある。これまでも，巡回診療のため避難所を訪れる医療チームなどへの橋渡しや，生活支援，環境調整のためにリハビリテーションや栄養，介護・福祉関連のチームとの連携をはかってきた。

看護職は，あらゆる側面からその人をとらえ，生命と健康，生活を守る専門職として大規模自然災害発生時や新興感染症の発生・まん延時に看護を提供することから，災害支援ナースが様々な分野に携わる支援の担い手と受け手をつなぐ役割を担うことも可能である。そして，そのためには多職種間でお互いの役割を知ることが重要となる。

そこで，国の仕組みとなった災害支援ナースについて広く周知をはかるとともに，日ごろからの他団体・他職種などとの関係性の構築に努めている。

（久保祐子）

Ⓛ 日本栄養士会災害支援チーム（JDA-DAT）

1）組織体制と役割・機能

　日本栄養士会災害支援チーム（The Japan Dietetic Association-Disaster Assistance Team；JDA-DAT）は，国内外で大規模な自然災害が発生した際に，被災地の避難所，施設，自宅，仮設住宅等において，医療・福祉・行政栄養部門と迅速に協力し，状況に応じて栄養・食事支援活動を行う栄養支援チームであり，参加には専門的なトレーニングを受ける必要がある。2011年の東日本大震災の教訓を活かして，2012年に公益社団法人日本栄養士会（以下，本会）に発足した。

　JDA-DATは本会の災害対策事業部に属し，各都道府県栄養士会と連携し，チームのメンバー（リーダーおよびスタッフ）を養成しており，2024年3月末現在で5,565名体制となっている。

　主な活動としては，①情報収集：被災地の医療・福祉・行政部門と連携し，情報の収集・伝達・共有化の実施，②緊急栄養補給物資等の支援：特殊栄養食品ステーションを設置し，内容・量の把握とともに必要物資の手配・管理・分配（搬送）等の実施，③栄養相談・栄養補給：多職種と連携し，避難所，仮設住宅，在宅等において被災者への栄養アセスメント，栄養相談等を実施し，必要な栄養補給の支援・指導，の3点があげられる。特に災害時要配慮者といわれる乳幼児，高齢者，障害者，妊産婦，慢性疾患患者等に適切な栄養支援を実施し，災害関連死等を招かないようリスクの低減を図っている。

　国内で頻繁に発生する災害に対し，栄養と食事に関する被災地支援のスキームと体制の構築および平時における防災体制の総合的な整備活動により，誰一人取り残さない災害支援システムの構築を目指したものである。

2）災害時の初動体制・派遣要請・アクセス方法

　JDA-DATの発災からの初動体制の流れは**図4-19**の通りである。災害発生後，おおむね72時間以内に行動できる機動性および大規模災害に対応できる広域性を有しているため，要請に応じて支援活動が開始できる。発災直後は保健医療活動チームに帯同し，特に災害時要配慮者に対応した避難所支援等を実施する。その後，行政栄養士〔被災地行政栄養士およびDHEAT

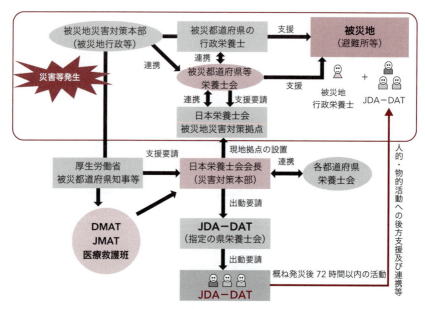

図 4-19　発災時の JDA-DAT の初動体制
(日本栄養士会：災害時の栄養・食生活支援ガイド．p2，日本栄養士会，2022
https://www.dietitian.or.jp/news/upload/images/jdadat_guide_202207.pdfより作成)

所属の管理栄養士〕の指揮系統に基づき被災地で活動することとしている。

　JDA-DAT は，厚生労働省からの協力要請，被災地都道府県知事，被災地災害対策本部，被災地都道府県栄養士会等の支援要請を受けて出動し，被災地行政栄養士の指揮下で活動を行っている。それらをより円滑に実施するため，都道府県や政令市等と都道府県栄養士会との災害協定の締結を推進しており，「災害時における栄養・食生活支援活動に関する協定」として 2024 年 3 月末現在，30 都府県 13 政令市等が災害協定締結済となっている。

3) JDA-DAT のチーム編成，活動期間，派遣方法

　災害の規模，種類にもよるが，1 チーム 4〜5 人で構成し，1 人当たりの派遣期間をおおむね 1 週間程度（往復の移動を含む）としており，実質 3 日間程度の活動期間となる。当然，状況に応じて継続的に人員を順次調整する必要がある。

　その派遣人材を迅速・円滑に確保するため，DiMS（Dietitian Matching

System；栄養ケア・マッチングシステム）として，ICT を利用し，JDA-DAT などの登録者と自治体のニーズをマッチングするシステムを構築した。

チームの撤収の時期などにおいては，派遣時よりも慎重に被災地の自治体や栄養士会と調整し被災者の自立に向けて，継続の組織体制の確保・充足をはかったうえで行うこととしている。

4）支援活動の実際

一般的な活動としては，発災後，先遣隊を派遣し情報収集を行うとともに，医療チームに帯同し避難所などの巡回，栄養相談の実施，衛生管理，支援物資の搬送，特殊栄養食品ステーションの設置，他学会・NPO・企業などとの連携支援を行う。

避難所巡回においては，医療チームに同行し，糖尿病，高血圧症，脂質異常症等の慢性疾患患者への個別栄養食事指導を行っている。さらに DHEAT のメンバーである行政栄養士とも同行し，地域の被災者への栄養と食事の支援の充実を図っている。

JDA-DAT のもとに，特殊栄養食品ステーション（**図 4-20**）を設置し，災害時要配慮者が必要とする特殊栄養食品〔母乳代替食品（粉ミルク，液体ミルク），離乳食，低たんぱく食品，アレルゲン除去食品，濃厚流動食（経管栄養剤含む），介護食，嚥下困難者用食品，とろみ調整用食品等〕を調達，在庫管理，さらに配送や配給を行っている。

JDA-DAT は，現地での支援活動のみならず，後方での支援チームも組織し，EMIS（広域災害救急医療情報システム）からの情報の収集・共有等により，現地で提供される避難所の食事，ボランティアの炊き出しや企業などの弁当，自衛隊による配食，さらに災害対策本部への食事などへのアドバイス，提案，支援などを行っている。このことは JDA-DAT の特徴ともいえる。

5）平時における活動

平時から，緊急時には，速やかに支援・受援活動が行えるように，各都道府県栄養士会における JDA-DAT スタッフ養成や，本会における JDA-DAT リーダー養成のための研修会を毎年実施している。

また，個人や企業からの寄付により災害支援緊急車両（JDA-DAT 号計 6

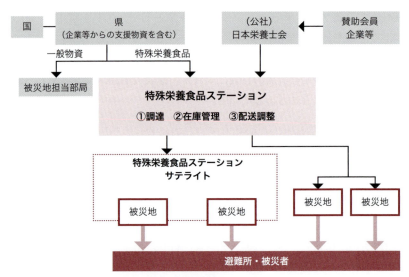

図 4-20　特殊栄養食品ステーションの取り組み
〔日本栄養士会:【緊急特集】災害に備えた体制の構築と人材育成（前編），https://www.dietitian.or.jp/features/focus/20240118.html より作成〕

台）を各地に配備している。これらの車両は，災害時に機動力を発揮するために，防災訓練などで必要に応じて常時活用しており，調理機材を搭載した車両もある。

地域の防災訓練などにおいては，ライフラインが断絶した場合においても適切な食事摂取ができるように，平時から住民をはじめ様々な立場の人々に非常食の備蓄・ローリングストック法やパック・クッキング（食材をポリ袋に入れ，湯せんで加熱する調理法）といった調理方法などを伝え，防災意識の醸成をはかっている。

6）JDA-DATと多職種連携

災害支援において，避難所などではDMATをはじめ，様々な専門知識をもった多職種とともに活動を行う。特に，行政栄養士とJDA-DATの役割分担および連携を行う。避難所などにおける栄養指導・相談業務では，行政は集団（避難所）全体を把握し，底上げするポピュレーションアプローチ中心の活動を実施，それに対して，JDA-DATは災害時要配慮者等を対象とした

個別のケアとして，ハイリスクアプローチを担う。このように，行政栄養士とJDA-DATが役割を分担し，お互いに連携して情報を共有することで，被災者の栄養と食生活改善へのきめ細かな対応につながり，健康状態を良好に維持することが可能となる。

当然，行政だけでなく，他の組織，専門職種などが最高のパフォーマンスをつないでスクラムを組んで課題にぶつかることが，災害支援対応において重要である。

JDA-DATとして，管理栄養士・栄養士としてできることには限界がある，それらを多職種の専門職に「つなぐ」ことによって，より被災者に寄り添った支援ができると考えている。

（下浦佳之）

Ⓜ 日本災害リハビリテーション支援協会（JRAT）

1）組織体制と役割・機能

　東日本大震災の経験と教訓をもとに2013年に創設された日本災害リハビリテーション支援協会（Japan Disaster Rehabilitation Assistance Team；JRAT）は，災害時に避難者の生活不活発病や二次障害を予防し，災害関連死・病の減少に努めることを目的に集まった13の正会員団体[1]と賛助会員から構成される。

　2020年に一般社団法人化され，理事会のもとで研修企画委員会，広報委員会，地域JRAT組織化推進委員会，災害時福祉用具調達普及委員会が活動し，2023年には『災害リハビリテーション標準テキスト　第2版』[1)]を出版するなど，災害時のリハビリテーション支援活動の普及に努めている。平時には事務局が種々の調整業務を行っているが，災害時にはJRAT中央災害対策本部を立ち上げることになっている。

　一方，JRATは都道府県ごとに組織化を行い，平時の研修や発災時の活動は地域JRATが主に活動を担う体制となっている。地域JRATの成立要件は，①医師およびリハビリテーション専門職が参画していること，②代表が決まっていること，③規約があること，④事務局が実在すること，である。現在すべての都道府県で組織化が完了し，災害時における県との協定も10県以上に進んでいる。また，全国を6つのブロック[2]に分け，ブロック間での互助も推奨している。

2）派遣要請・アクセス方法

　発災時には，早期から地域JRATが被災地に立ち上がった保健医療福祉調整本部へ参集して情報収集を行いつつ，JRATとしての支援活動を行うための体制を整える。地域JRATだけで初動が困難な場合は，JRAT中央災害対

---

[1]　日本リハビリテーション医学会，日本理学療法士協会，日本作業療法士協会，日本言語聴覚士協会，日本リハビリテーション病院・施設協会，回復期リハビリテーション病棟協会，全国デイ・ケア協会，日本訪問リハビリテーション協会，全国地域リハビリテーション研究会，全国地域リハ支援事業連絡協議会，日本義肢装具士協会，日本義肢装具学会，日本リハビリテーション工学協会

[2]　北海道・東北・新潟ブロック，関東ブロック，中部ブロック，近畿ブロック，中国・四国ブロック，九州・沖縄ブロック

表4-3　JRAT-EWS

スコア	0	1	2	3
震度	5以下	6弱	6強	7以上
避難者	1〜99人	100〜999人	1,000〜9,999人	10,000人以上
DMATの派遣	なし	都道府県内の派遣	都道府県を越えた派遣	ブロックを越えた派遣

合計スコア	派遣するRRTの人数	想定される主な活動
0〜2	0人	なし
3〜5	3〜5人	現地視察・地域JRATの支援
6以上	6人以上	現地視察・地域JRATの支援 現地対策本部立ち上げ, 県庁へリエゾン派遣

＊JRAT本部の判断, 地域JRATの支援要請があれば, 派遣を考慮する。

策本部に初動を応援するチーム（JRAT初動対応チーム：Rapid Response Team；JRAT-RRT)[2]の派遣を要請する。現状, RRTは災害救助法下での活動と認められない可能性があるため, RRT隊員（R-スタッフ）は各所属施設の業務として派遣されることを条件に登録されている。RRTの派遣人数はJRAT-EWS（Early Warning Score）のスコアに従って発災後早急に決定される（**表4-3**）。

3）現場活動の実際

　現地では主に避難所での被災者への支援活動を行う。その柱は, CSCARIC[※3]で整理されている[3]。つまり, 医師とリハビリテーション専門職などから構成されるチームで, 生活動作の評価に基づくリハビリテーショントリアージ（**図4-21**）を行い, 必要な環境調整や動作訓練などを行う。そして, 行政やJMATなど他団体とも連携しながら, 平時の地域リハビリテーションへの移行をゴールに, 適宜活動内容を修正していく。

※3　Command & Control（指揮統制と協働）, Safety（安全の確認と確保）, Communication（通信確保）, Assessment（評価）, Rehabilitation Triage（リハビリテーショントリアージ）, ICF（国際生活機能分類）に基づいた支援, Community Based Rehabilitationへの移行（地域リハビリテーションへの移行）

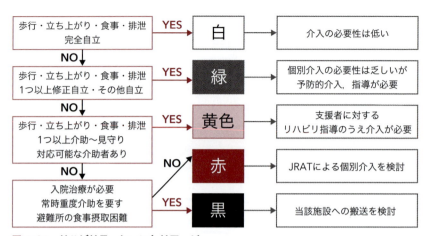

図 4-21 リハビリテーショントリアージ
(日本災害リハビリテーション支援協会 編:災害リハビリテーション標準テキスト第2版. p79, 医歯薬出版, 2023 より作成)

2023年までにJRATは，12回の災害時に現地に派遣され，様々な支援活動を行った．具体的には，前述したリハビリテーショントリアージに加え，風呂・トイレ・居住スペースの環境整備，段ボールベッドの配布と組み立て支援，個別福祉器具の提供・設置・調整，装具の調整，嚥下困難者への支援，集団体操，歩行・動作訓練，DVT（深部静脈血栓症；deep vein thrombosis）予防のストッキング配布，仮設住宅の改修に関する提言などを行った．

令和6年能登半島地震では，発災翌日には，地域JRAT（石川JRAT）が活動を開始し，JRAT中央対策本部の設置とともに，発災4日目には，RRTを派遣した．石川JRATとRRTにより，現地での初動を開始しつつ，全国から地域JRATを招集し，1日7〜9隊（28〜32名）が約3か月にわたり活動を行った．能登地方での1次避難所，金沢市内の1.5次避難所を主な活動場所とし，保健師からの個別情報提供や，JMATとして派遣されたリハビリテーション医療職と一緒に避難所を訪問し，上記に述べたような支援活動を行った．避難所以外では自衛隊が運営する浴場を評価し，動作補助手すりを設置するような活動も行った．さらに，高齢者が多い避難所では，嚥下障害の人も多く，言語聴覚士が歯科医，歯科衛生士などと嚥下回診（ミールラウンド）を行い，誤嚥性肺炎や低栄養の予防に努めた．ミールラウンドに参加する言語聴覚士については，全国からの支援チームとは別に石川県，富山

県，福井県からの派遣を要請した。また現場活動を後方支援するロジスティックスタッフも支援チームとは別に要請し，情報の整理などを行うとともに県庁での他団体との連携を円滑にした。JRATとしての全体の活動を終了する際には，それぞれ現地の施設や保健・医療スタッフに引き継ぎ，避難者への支援が中断することがないように心がけた。

4) 平時における活動

どこで災害が発生しても，迅速かつ同一レベルのリハビリテーション支援活動が実践されるための体制作りを目指し，2023年度より各地域で避難所での支援活動の核となる人材（D-スタッフ）と，本部活動の核となる人材（L-スタッフ）を育成するための研修システムを構築して運用を開始している。その結果，全国で統一された研修によりリハビリテーション支援活動スキルの向上と標準化が可能となった。

また，R-スタッフの養成もオンライン研修で行われており，184名（2024年10月現在）が登録している。

（冨岡正雄・佐浦隆一・栗原正紀・近藤国嗣）

引用文献

1) 一般社団法人日本災害リハビリテーション支援協会 編：災害リハビリテーション標準テキスト 第2版. 医歯薬出版，2023
2) 冨岡正雄，佐浦隆一：JRAT-RRTの創設. MB Med Reha 272：43-49，2022
3) 三宮克彦：平成28年熊本地震におけるJRATの活動について. MB Med Reha 272：15-21，2022

Ⓝ 災害派遣福祉チーム(DWAT/DCAT)と災害福祉支援ネットワーク

1) DWAT/DCATの組織体制と役割・機能

　災害派遣福祉チーム（Disaster Welfare Assistant Team；DWAT）は，DMATのように大規模な災害時に被災地における傷病者の生命を守るため，専門的な訓練を受けた医療関係者が駆けつけるのとは異なり，高齢者介護施設や事業所が被災した際，介護職員を中心とした福祉関係者が駆けつけ，初動支援活動を実施する組織である。全国の高齢者介護施設を代表する全国老人福祉施設協議会（以下，全国老施協）では，2017年度から都道府県・指定都市における老人福祉施設協議会およびデイサービスセンター協議会単位でDWATの養成を行い，2024年4月時点で全国1都1道33県3市の1,538名が登録している。

　DWATとして派遣要請される介護専門チームは，被災地の派遣先に必要となる専門知識や業務等の研修を受けた登録者から構成され，発災2週間程度後，1チーム4～6名が出動する。最長5日間程度の活動を想定し，別チームへの交代も視野に入れながら，活動期間はおおむね10日間程度となっている（図4-22）。全国老施協で想定した具体的なDWATのメンバーは，介護職員，看護職員，生活相談員，ケアマネジャー，施設長などの専門職である。被災した介護施設や事業所の職員だけでは十分な介護を利用者に対し提供できなくなった場合，派遣元となる都道府県老人福祉施設協議会が，登録者の所属する施設や事業所，そして登録者の意向等を考慮し，合意のもとで調整を行い派遣する。交通費や宿泊費，日当などの活動費用については，全国老施協から支給される。

　派遣先については，全国の被災施設や事業所，被災施設の利用者を受け入れた施設や事業所，介護施設として指定された福祉避難所を対象としている。また指揮系統は，原則として被災施設の施設長をトップとする。

　加えて，各都道府県や指定都市では社会福祉協議会が主体となり，災害派遣福祉チームが組織されており，全国老施協のDWATとは異なるものの，全国老施協が養成し登録した者と，上記の災害派遣福祉チームは密接な連携体制のもと相互に協力する関係性をもって被災施設の支援にあたる。

　また，災害派遣福祉チームにはDCAT（Disaster Care Assistant Team）も

○大規模自然災害発生時,当該都道府県・指定都市老施協からの派遣要請があった場合,全国老施協から近隣の都道府県・指定都市老施協を通して全国老施協DWAT派遣依頼を行い,早期に発災県内の高齢者福祉施設へ到着し支援活動を行う。
○発災後2週間程度で厚生労働省が主体で実施する「介護職員等の応援派遣」に移行することを見込み,活動期間はおおむね10日前後とする。
○また1チームあたりの活動期間は最長5日間程度とする。

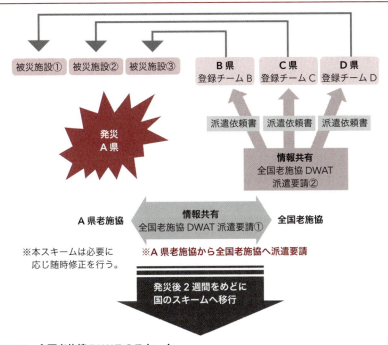

図4-22 全国老施協DWATのスキーム

存在し,彼らは上記のDWATのメンバーに加え,保健師や保育士等も含みCare(介護等)を中心とした支援にあたる。

2) 活動実績と課題

　全国老施協DWATの活動実績としては,平成30(2018)年7月豪雨(西日本豪雨)により被災した岡山県への派遣をはじめ,同年9月の平成30年北海道胆振東部地震で北海道,翌年10月の令和元(2009)年東日本台風で埼玉県,令和2(2020)年7月豪雨で熊本県,そして2024年1月の令和6

年能登半島地震で石川県に派遣の実績がある。とりわけ令和6年能登半島地震による派遣では発災同月の1月だけで被災した8施設に対し15チーム64名が派遣され，それ以降も新たに27チーム92名が派遣された（2024年3月8日現在）。

被災施設や，また被災施設から利用者を受け入れた避難施設では，被災した職員が金沢市などに避難してしまったことによる圧倒的な人員の不足から，派遣されたメンバーの多くは，夜勤専従のような働き方を強いられる環境におかれた。一方，ある被災施設では建物の被害が比較的少なかった外国人スタッフ専用の職員寮があり，日本人職員が自宅の被災で出勤できないなか，研修生を含めた外国人スタッフがリーダーとなって利用者のケアにあたったことも報告されている。

しかし，業務継続計画（BCP）で想定されていた「3日間程度の停電・断水」をはるかに超えたインフラやライフラインの崩壊によって，高い技能が求められる夜勤帯での勤務が主となったことは否めない。さらに頻発する余震による不安などからも，今後，派遣されたメンバーのメンタル面での支援や少しの時間でも横になり休息できる空間の確保などが課題である。

3）災害福祉支援ネットワークの概要

2017年発足以降，頻発する自然災害に対し，DWATはほぼすべての都道府県に設置された。これらを受け厚生労働省は，2022年度，全国のDWATの取り組みを集約し，各都道府県間の派遣調整などを円滑に実施するため，全国社会福祉協議会に委託する形で災害福祉支援ネットワーク中央センターを創設した。

従来から，災害時の福祉支援体制として相互間でのネットワークや災害派遣福祉チームの整備は全国で進められたものの，災害派遣福祉チームの確実な稼働をはかるうえで，ネットワーク間での調整や，指揮する事務局の整理が課題となっていたことから，情報の一元化や福祉領域だけではなく保健・医療との連携も必要不可欠との認識により，本センターが設置された。

現在の課題としては，ネットワーク事務局のマンパワーの不足や，派遣判断にいたるまでの被災地情報収集のあり方，被災した自治体ニーズの正確な把握と，確実な派遣への手順などがあげられる。ましてや，数年前までのCOVID-19パンデミックにより，エリアをまたぐ移動さえままならなかっ

たことなどが加わり，確実な派遣までに多くの時間が調整に充てられる結果となった。さらに保健・医療・福祉の体制に混乱をきたしている被災地の場合，調整に多くの時間が費やされ，迅速性や確実性が担保できない状況もこれからの課題である。

4) BCPとDWATの関連性

　介護現場や障害，児童といった災害時要配慮者が利用するサービスについて，2024年度から，BCPが義務化された。このBCPのなかでも，「他施設・他事業所との連携」項目の次に，「地域との連携」が位置づけられ，具体的には災害福祉支援ネットワークへの参画や，災害派遣福祉チームへの登録が勧められている。「他施設・他事業所との連携」項目においては，ある一定の限られたエリア内での浸水を伴う水害や土砂災害等に見舞われた場合，同一被災エリア内での施設間等の相互連携によって，事業の継続をはかることをイメージしている。一方，「地域との連携」項目では，より大きな自然災害等を想定した，地域というエリアを越えて，他府県等からの応援や支援の必要性が高まるケースに備えるのが，DWATの発動と考えられている。

　DWATの養成課程のなかでは，応援チームが到着するのを発災4日目の朝と設定している。DWATに登録している者のうち，誰を選定し，どこの被災施設に向かえばいいのか，車両の調達から誰が同乗し，どのルートで向かえばいいのか。当然のことながら，被災によって交通網は破壊・冠水などにより寸断・遮断されている。車両でのナビゲーションや，スマートフォンなどの道路案内なども機能しない。また被災地に到着しても，滞在日数の確認から宿泊先の確保，といった課題をクリアしてからの出発となるため，被災した現地に入るまでに3日間程度の時間を消費してしまうことになる。

　このようなことから，「3日間程度の停電や断水が想定される規模の自然災害が夜間に発生したら」を前提に，どこの事業所においてもBCPが作成される。つまり，被災した施設も含めすべての事業所において，3日間はどこからの応援もないなか，自分たちだけで乗り越えなければならない，という認識や視点が必要になる。4日目の朝に，DWATが応援として到着した際，まずDWATがやるべきことは，被災した施設なり事業所のBCPのなかから，「職員の出勤率と業務上の優先順位」を確認し，優先順位の高い業務を担うことになる。被災の程度が収束に向かいつつ，職員の出勤率が上

がってくれば，優先順位の関係で後回しにした業務の何から戻すのか，を被災した施設や事業所の職員と協力し合いながら支援を続けることになる。

（烏野 猛）

引用文献

1) 烏野猛：事業継続計画（BCP）の目的と，目的達成のための課題についての考察―他施設・他事業所を含めた地域との連携のあり方―．びわこ学院大学研究紀要第 16 号，2024.

参考文献

- 株式会社富士通総研：災害福祉支援ネットワーク，DWAT の実態把握，課題分析及び運営の標準化に関する調査研究事業報告書．（令和 4 年度生活困窮者就労準備支援事業費等補助金 社会福祉推進事業）2023.
  https://www.mhlw.go.jp/content/12200000/001142052.pdf（2024 年 12 月 15 日アクセス）
- 烏野猛：自然災害に対する事業継続計画（BCP）作成の意義と課題．びわこ学院大学研究紀要第 13 号，2021.
- 烏野猛：大規模災害等の非常時における避難弱者を守る義務．びわこ学院大学研究紀要第 8 号．2016.

2 各学会・団体等の活動

Ⓐ 日本災害医学会―災害医療コーディネーションサポートチーム

1) 日本災害医学会について

日本災害医学会（Japanese Association for Disaster Medicine；JADM）は1995年，阪神・淡路大震災の年に日本集団災害医療研究会として発足し，2000年2月に「日本集団災害医学会」と学会となり，さらに2016年には日本の災害医療における中心的な活動を行ってきた背景から，「日本災害医学会」と改称した。会員数は約5,000人で，災害時の医療に携わる医師，看護師，救急隊員ほか各職種の個人や研究者，災害医療や防災業務に携わる組織などが参加している。

2) JADMが有するサポートチーム

JADMは災害医療コーディネーションサポートチーム（以下，JADM-CST）を有しており，主に被災地内に設置される各保健医療福祉調整本部などで，本部運営のサポート業務を実施する。それにより被災地の保健医療福祉分野の継続した支援体制を維持していく。

a. 災害時の人的資源の確保と災害医療コーディネートの必要性

原則として，被災都道府県が法律に基づき被災地以外の都道府県に対してそれぞれの分野で支援の要請を行い，人的資源が確保される。それ以外には市区町村間の協定，各種団体やボランティアの自主的活動によるものなどがある。

また，これらにより派遣される支援者の身分は公的なものから民間対応等様々で，臨時に招集されることとなる。また，支援者の事前研修や災害派遣先での活動内容は千差万別で，個人差があるといえる。

災害時では，医療を中心に，保健，薬事，精神，介護，福祉などの多職種分野の垣根を超えた，かつ上記のように多様な支援者の管理，調整が求められる。これらの計画策定を実施し，複数の組織や団体との調整業務を行う体制と機能が災害医療コーディネートである。被災地内では，各地保健医療福

祉調整本部が立ち上がり，様々な支援に関する人的資源確保と各種調整業務が実施される。基本的には各地保健医療福祉調整本部の責任者が災害医療コーディネーターとしての役割を担うが，その業務は膨大な量であり，前述のように多職種の支援者に及ぶものである。よってそれをサポートする体制の1つがJADM-CSTの派遣体制といえる。

b. JADM-CST派遣体制の整備

平成28（2016）年熊本地震において，JADMは熊本県からの要請に基づき，亜急性期以降の救護体制の維持・強化のため，熊本県内で活動する災害医療コーディネーターおよび被災地域の保健所などを支援する要員を派遣し，主に熊本県内における保健医療に関する調整本部の運営支援に貢献した。

その活動が熊本県庁からも評価を受け，JADM理事会においてサポートチームの重要性について再認識した。そこで，今後起こりうる災害に向け，JADM-CSTを登録制とし，災害時における本部運営のサポートなどを実施するチームとして派遣の準備を行っていくことになった。JADM-CSTの派遣に関する事務はJADM事務局が担当している。

c. 登録条件，研修，派遣

登録条件は，JADMのホームページでの会員登録を行っている個人会員であることや，被災地においてJADM-CSTの一員として活動する意志があることなどである。また，JADM-CSTチーム研修，都道府県災害医療コーディネート研修，岩手医科大学日本災害医療ロジスティックス研修，災害時健康危機管理支援チーム養成研修（DHEAT養成研修）ほか，JADMが定める所定の研修を少なくとも1つ以上受講していることが求められる。

各省庁，被災都道府県の要請に応じて，JADM-CSTの派遣が決定された場合，学会事務局は個人会員に対し，活動期間，活動場所，集合場所，活動内容等について明示し募集を通知する。派遣希望者は，派遣の申し出を行い，選考を経て派遣されることとなる。

3) JADM-CSTの実派遣事例（能登半島地震）
a. 派遣目的とその枠組み

令和6（2024）年能登半島地震では，石川県が最も広範囲に被害を受けた

が，新潟県長岡市，富山県富山市，福井県あわら市でも被害が起きた。2024年3月19日時点の人的被害は死者241人，負傷者1,299人（重傷320人，軽傷979人）であった。住家被害は全壊8,795棟，半壊18,761棟，床上浸水6棟，床下浸水19棟，一部破損82,706棟，合計110,287棟であった。避難所の状況として避難所数434，避難者数9,082人と報告されている。

そこで，各地保健医療福祉調整本部が立ち上がった。保健・医療・福祉分野ほか，様々な支援に関する人的資源確保と各種調整業務を継続して実施する必要があるため，被災地の保健医療福祉関係者を支えるとともに，本部運営等のサポートを行うことを目的としてJADM-CSTの派遣に至った。

派遣の枠組みについては，日本医師会とJADMにおける「災害医療に関する相互協力協定」（2018年10月12日締結）に基づいて，JMATの枠組みによる補償や費用支弁の仕組みを活用して派遣されるとともに，現地においてもJMATを支援しつつ関係機関全体の調整・連携をはかりながら活動した。

b. 派遣期間，派遣場所，活動内容

派遣期間は2024年2月18日から3月20日の32日間で，派遣場所は，石川県保健医療福祉調整本部（石川県庁内）および金沢以南保健医療福祉調整本部（石川県庁内），珠洲市保健医療福祉調整本部（珠洲市健康増進センター内），輪島市保健医療福祉調整本部（輪島市役所内，図4-23）の合計

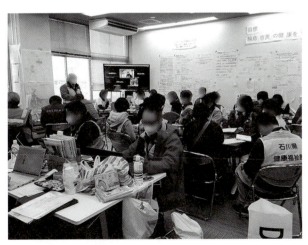

図 4-23　輪島市保健医療福祉調整本部の様子

4か所の各保健医療福祉調整本部であった。

活動内容は各本部活動，保健医療福祉関連コーディネーション，各支援団体間連携，地元への移行体制作りなどのサポート業務である。

活動メンバーは，医師15名，看護師4名，業務調整員11名の延べ30名であった。業務調整員のなかには，管理栄養士，臨床検査技師，病院事務職員等が含まれており，各種団体から派遣される支援者に対してJADM-CST活動メンバーのそれぞれの職種の専門性を活かしながら調整・対応するとともに，職種の枠を超えて相互に情報の共有化をはかりながら業務を実施した。

表4-4　輪島市保健医療福祉調整本部　JADM-CSTの本部業務タスク一覧

完了	時間	業務内容	実施すること	担当
☐	朝イチ	受付とスケジュールのアナウンス	① PCとテレビの電源を入れ，HDMI接続する ② PCのデスクトップにあるPowerPoint「朝のアナウンス」を開く	JADM-CST
☐	8:27	ラジオ体操	○ PCでYoutubeのラジオ体操（動画はなんでもOK）を再生する	JADM-CST
☐	8:30	本部ミーティング ※ WADRO会議開催日：事務連絡のみ ※ WADRO会議非開催日：ミーティング	○司会進行 - ○議事録作成	DHEAT
☐	9:00	JADM-CST WEBミーティング	PCセッティング ID：00000000000　　PASS：0000	JADM-CST
☐	10:50まで	Kintone入力 (注) 火曜日は最優先で行う → 11:00の石川県高齢者福祉会議で使う	① 10:30頃までに，本部Gmailに輪島市健康福祉部福祉課 担当者から当日の「門前地区福祉施設人員調整一覧表」が送られてくる ②送られた資料をもとに，Kintoneの入力を行う →データ作成方法①「Kintone」の入力参照	JADM-CST
☐	16:00まで	「DMAT・医療班配置の報告」資料作成	○「資料1-4各調整本部 DMAT・医療班配置の現状」 →データ作成方法⑥「資料1-4各調整本部 DMAT・医療班配置の現状」の作成参照	JADM-CST
☐	16:30まで	「現状分析と課題」の作成	①その日の「現状分析と課題」を作成する 【データの場所】「10_現状分析と課題」フォルダ内 ②県庁の共有フォルダへ保存する 【データの場所】「共有アイテム」 →「0.現状分析と活動方針」フォルダ →「各本部のフォルダ」フォルダ →「輪島市保健医療福祉調整本部」フォルダ ③「現状分析と課題」を印刷して，本部入口へ掲示する	JADM-CST （リーダー）
☐	17:00まで	「活動報告書」の作成	①その日の「活動報告書」を作成する 【データの場所】「08_活動報告書」フォルダ内 ②印刷し，市災害対策本部（新庁舎2F）の市民生活福祉部・健康福祉部に提出する	JADM-CST （リーダー）
☐	17:00	JADM-CST WEBミーティング	PCセッティング ID：00000000000　PASS：0000	JADM-CST
☐	活動終了時	JADM-CST石川県調整本部への日報送信	JADM-CST日報を記載しメールにて送信する	JADM-CST

例として，輪島市保健医療福祉調整本部で活動した JADM-CST（2024 年 3 月 1 日現在）の本部業務タスク一覧として**表 4-4** に示す。

表 4-4 の業務とともに，輪島市保健医療福祉調整本部では石川県高齢者福祉施設会議の資料作成および会議開催（火曜日），さらに輪島市保健医療福祉調整本部会議（WADRO）の資料作成および会議開催（月・水・金），また石川県保健医療福祉調整本部会議（週 2 回程度）への出席のための準備，そして随時，Google ドライブのデータバックアップ，本部の受付，市立輪島病院のフォロー，電話対応とクロノロジー※への記録，メール対応などを派遣メンバー相互で協力しながら実施した。

4) 能登半島地震への派遣を含めた今後の JADM-CST

令和 6 年能登半島地震への JADM-CST 派遣は他の支援団体に比べて同一人物の派遣期間が長く，支援の継続性や一貫性の観点ではより一層被災者に寄り添った支援活動と，各本部活動への適切なサポートを行うことができた。

また，JADM-CST は災害医学を研究する学術団体である JADM の会員で構成され，災害時の医療支援等の対応について知識と経験が豊富な人材の集まりといえる。よってそれを活かした様々な調整・サポート業務を効果的かつ効率的に遂行することが可能である。

一方，JADM-CST 創設は 2016 年と他団体に比べて歴史は浅く，今後はさらなる認知度の向上とともに，JMAT はじめとする関係機関との連携強化をはかっていくことが必要である。

（中田敬司）

参考文献

- 内閣府非常災害対策本部：令和 6 年能登半島地震に係る被害状況等について（令和 6 年 3 月 19 日 14 時 00 分現在）.
https://www.bousai.go.jp/updates/r60101notojishin/r60101notojishin/pdf/r60101notojishin_37.pdf（2024 年 12 月 15 日アクセス）
- 気象庁地震火山部：「令和 6 年度能登半島地震」における気象庁機動調査班（JMA-

※ 情報を時系列で記録すること。災害時ではホワイトボード等に時間の流れに沿って情報を書き出し，被災情報を共有・整理し，進捗状況を共有する手法として使われている。

MOT）による津波に関する現地調査の結果について（令和6年1月26日）．
https://www.jma.go.jp/jma/press/2401/26a/20240126_tsunamichousakekka.pdf（2024年12月15日アクセス）
- 小井土雄一，石井美恵子 編著：多職種連携で支える災害医療．pp28-30，医学書院，2017．
- 日本災害医学会：災害医療コーディネーションサポートチーム．
https://jadm.or.jp/contents/coordinate/（2024年12月15日アクセス）
- 日本災害医学会　災害医学の在り方委員会：2022年度 日本災害医学会 災害医療コーディネーションサポートチーム研修テキスト．2022年3月12日
- 眞瀬智彦：日本災害医学会災害医療コーディネーションサポートチームからみた看護師の役割．Jpn J Disaster Med 26(Suppl)：249, 2022
- 厚生労働省：災害時健康危機管理支援チーム活動要領について．
https://www.mhlw.go.jp/stf/seisakunitsuite/bunya/0000197835.html（2024年12月15日アクセス）
- 厚生労働省：災害時の保健師等広域応援派遣調整要領．令和3年12月20日
https://www.mhlw.go.jp/content/10900000/000877833.pdf（2024年12月15日アクセス）
- 厚生労働省：災害時の福祉支援体制の整備について．令和5年3月31日改正
https://www.mhlw.go.jp/stf/seisakunitsuite/bunya/0000209718.html（2024年12月15日アクセス）
- 日本公衆衛生協会：大規模災害時の栄養・食生活支援活動ガイドライン．平成31年3月
http://www.jpha.or.jp/sub/pdf/menu04_2_h30_02_13.pdf（2024年12月15日アクセス）

Ⓑ 災害時感染制御支援チーム（DICT）

1) 組織体制と役割・機能

　DICT とは，Disaster Infection Control Team のことで，大規模自然災害発生時に，「避難所等における感染制御活動を支援するために一般社団法人 日本環境感染学会（Japanese Society for Infection Prevention and Control；JSIPC）が主体となって感染制御の実務経験者により編成される職能集団」と定義される。本チームは，JSIPC の災害時感染制御検討委員会のもとに組織されている。

　災害時感染制御検討委員会は，2011 年の東日本大震災の岩手県における避難所での感染リスク評価活動に端を発し，当時の JSIPC の理事会の発案で 2012 年に「被災地における感染対策検討委員会」がアドホック委員会として設置されたことから組織された。発足直後から，東日本大震災での経験をまとめた『大規模自然災害の被災地における感染制御マネージメントの手引き』の編纂に着手し，2013 年には JSIPC より電子的に発刊した[1]。その後，2016 年 4 月の熊本地震をはじめとする相次ぐ自然災害の発生を受け，「災害時感染制御検討委員会（Disaster Infection Control Committee）」として常設委員会となった。自然災害時の被災地感染制御活動の技術的，物的支援の枠組みを検討，さらに，厚生労働省の防災業務計画に JSIPC の学会名を含めて記載されている ICT 派遣要請のニーズに対応するため，全国的なチーム編成と運営に向けて DICT が結成されている。

　DICT の主な活動内容は，大きくは以下の 4 点となる[2]。

①全国規模の DICT 活動を展開すべく，活動要綱の整備，隊員の養成，マニュアルの編纂作業を行う。

②自然災害発生時には，迅速評価チーム（PreDICT）の派遣や関係各省庁，日本医師会との調整，賛助企業グループによる被災地 ICT への物資支援活動を行う。

③災害時に受援 ICT および支援 ICT として活動できる DICT 登録者を募集し，研修会を企画・開催する。

④災害時の感染制御に関するメディア取材，リスクコミュニケーション，技術的コンサルテーションなどに広く対応する。

2024 年 10 月現在，JSIPC 会員を中心に，約 700 名の DICT メンバーがおり，14 の感染対策関連の企業も賛助会員として参加している。DICT メンバーは，原則として，リザーブメンバー（reserve member；RM）となり，DICT 研修，訓練および後方支援活動に参加する資格を有する。さらに，支援派遣のための研修を修了したメンバーは，アクティブメンバー（active member；AM）となる。現在，約 350 名が AM，約 350 名が RM として登録されている。AM 資格取得のための DICT 研修会は，2019 年に第 1 回が開催され，その後，2023 年までに，3 回の研修会を開催してきた。

DICT は，被災地においては，厚生労働省，被災地行政，DHEAT，DMAT，日本赤十字社救護班，JMAT など，多くの団体と連携して活動することになる。なかでも，日本医師会と日本環境感染学会は 2022 年に協定を結び，自然災害発生時に，JMAT が活動する際には，DICT 隊員は，JMAT 隊員と協働して活動し，平時において，DICT は日本医師会で行われる感染症対策研修の支援を行い，相互に協力する体制となっている。

2) これまでの実績

平成 28 年の熊本地震では，災害時感染制御検討委員会のメンバーが現地で感染対策支援を行った。また，阿蘇地区においては，発災初期は支援側にあった長崎大学 ICT チーム，愛知県小牧市のさくら総合病院の ICT チーム，ならびに自衛隊病院の ICT チームが協働して活動し，以後，地元の熊本大学チーム，熊本県感染対策ネットワークに活動を移行していき，その後の DICT の活動モデルケースになるような支援活動が行われた。

2019 年には，第 1 回の DICT 研修会を開催し，AM の育成を本格的に開始した。

2020 年 2 月，ダイヤモンド・プリンセス号での COVID-19 のクラスターの際には，感染対策のエキスパートとして，厚生労働省から学会に委託され，横浜港に停泊した同号に乗船し，感染対策管理支援を行った。本事例については，自然災害における避難所支援という事例ではなかったものの，当時，JSIPC 以外に対応できる組織がなかったこともあって，支援に入ったという経緯があった。

その後，令和 6 年能登半島地震まで，日本各地で大雨や台風などによる水害，地震などが発生した際には，被災地域の DICT メンバーと情報収集を

行い，出動の要否について検討してきた。しかし，いずれも被害が限局的であったこともあり，本格的な出動には至らなかった。

3) 派遣要請とアクセス方法

DICT の派遣は，原則として被災地域の都道府県からの派遣要請に基づく。ただし，被災地域の都道府県からの派遣要請がない場合でも，厚生労働省や被災地域の DICT メンバーからの要請があれば，派遣される場合もある。DICT の事務局は，JSIPC 事務局に設置されている。

4) DICT のユニット構成と実際の支援体制

DICT の 1 ユニット（班）は，DICT 活動の基本単位であり，車両などによる移動を考慮して，原則として 4 名で構成する。1 ユニットのメンバー構成は原則，ICD（infection control doctor）資格を有する医師，感染管理認定看護師，または相当する資格を有する看護師，感染制御専門薬剤師，感染制御認定薬剤師，歯科医師，感染制御認定臨床微生物検査技師，業務調整員などからなる。これらのメンバーは，実際の医療現場で感染制御の実務経験があるものを原則とする。

DICT の実際の支援活動は，以下のように行う（**図 4-24**）。

①被災地都道府県調整本部付き DICT リエゾンとして，DICT 災対本部アドミニストレーター（統括 DICT）を配置し，被災地域の都道府県災害対策本部，あるいは保健・医療本部の指揮下で，活動を行う。他の支援団体との協力，連携体制を構築する。

②DICT リエゾンを配置すると同時に，PreDICT 活動を開始し，いち早く，被災地の状況を確認，被災地の ICT と連絡・連携をとりながら，必要な支援活動の規模などをアセスメントして，AM からなる感染制御支援DICT ユニット（支援 DICT）の派遣を調整する。

③支援 DICT は，本部リエゾンの指示に従い，被災地に赴き，実質的な支援活動を行う。

④RM からなる感染制御後方支援チームも，本部リエゾンの指示で組織され，支援 DICT の支援活動に必要な後方支援を行う。

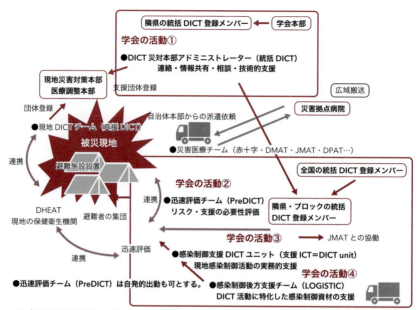

図 4-24 日本環境感染学会による支援範囲のイメージ

5）DICT活動にかかるマニュアル，要綱，その他の資材

　DICT活動にかかるマニュアル（大規模自然災害の被災地における感染制御支援マニュアル2021）[2]，活動要綱（マニュアルより一部抜粋），DICT研修に用いた研修資材を，JSIPCのホームページ上に公開（http://www.kankyokansen.org/modules/iinkai/index.php?content_id=12）している。

（泉川公一）

引用文献

1) 日本環境感染学会：大規模自然災害の被災地における感染制御マネージメントの手引き．2014．
http://www.kankyokansen.org/modules/publication/index.php?content_id=16（2024年12月15日アクセス）
2) 一般社団法人日本環境感染学会 災害時感染制御検討委員会 編：大規模自然災害の被災地における感染制御支援マニュアル2021．日本環境感染学会雑誌 36(5)：S1-S173, 2021

Ⓒ 日本透析医会─透析医療における災害対策

1）日本透析医会災害情報ネットワークの歴史

　大量の水道水と電気および専用の透析機器を要し，1～2日おきに通院が必要な血液透析は災害に対して脆弱な医療である。このことは古くから認識されてきた。

　日本透析医会は，都道府県透析医会連合会を母体に1985年に設立された透析医によって構成される全国組織である。日本透析医会は設立当時から活動の柱の1つとして災害対策に取り組んできた。1991年には患者および施設のデータベースを主体とする災害時緊急透析医療システムの運用を開始し施設および患者登録を進めた。大災害を想定して構築された本システムであったが，1995年に発生した阪神・淡路大震災においては有効に活用されたという実績を残せなかった。

　この結果を踏まえ，翌1996年には新規登録を中止し，1999年には，千葉県で使われていた災害時情報システムをベースにした，後述する現行の災害時情報共有システムの採用を決定し導入することになった[1]。

2）日本透析医会災害時情報ネットワークの概要

　日本透析医会災害時情報ネットワーク（以下NW）は，災害時に被災地，支援地，行政間で迅速に正確な情報を共有するというコンセプトのもとに構築したWEBベースの「災害時情報NW情報伝達・集計システム」（https://www.saigai-touseki.net/）と，2003年には全国規模の情報共有ツールとして整備した「危機管理メーリングリスト（現災害情報メーリングリスト；通称joho_ml）」のインターネットを利用した2つの情報共有ツールを基本にしている。

　WEBベースの災害時情報共有システムについては，会員・非会員にかかわらず利用でき，患者も含め一般の人も閲覧可能となっている。一方，メーリングリストの参加については，日本透析医会の会員（施設会員の施設の職員を含む）であることを原則としているが，後述のように医師のネットワークを補完するものとして，日本臨床工学技士会に要請し，2014年から各都道府県臨床工学技士会より災害情報コーディネーターとしてメーリングリストに参加してもらうことになった。

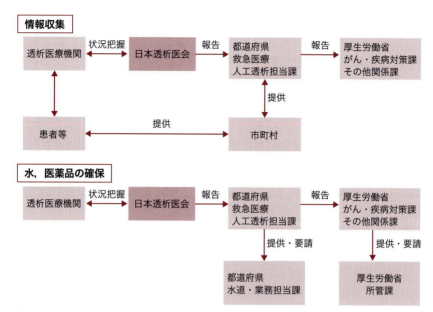

図 4-25　人工透析の提供体制
〔厚生労働省：厚生労働省防災業務計画，p96 より https://www.mhlw.go.jp/content/001239749.pdf〕

　1995 年に厚生省（現厚生労働省）から示された防災業務計画のなかの人工透析提供体制では，図 4-25 のように日本透析医会が行政および各透析医療機関と連携をとり対応にあたることが記され，現在は厚生労働省がん・疾病対策課と各都道府県難病担当課と緊密な連携をとりながら災害対応を行っている。

3）過去の災害と災害時情報ネットワーク
a. 東日本大震災における対応
　東日本大震災では，約 1 万人の透析患者が自施設で透析を受けることが困難になった。現在のところ日本の透析医療が経験した最大の災害である[2]。
　発災直後に日本透析医会として東京の医会事務局に災害対策本部を設置し，被災地の情報収集を開始した。直後から，日本透析医会が WEB 上で情報収集する災害時情報 NW 災害時情報伝達・集計システムには多数の報告があったが，発生当日，翌日は宮城県以北の情報が広域停電のためほとんど

入らず，透析施設の広範囲な被害が想定された。このため日本透析医会が災害時情報NWを通じて，全国の透析医療機関に被災患者の受け入れ体制の整備を呼びかけた。実際には仙台社会保険病院（現JCHO仙台病院）などの中核病院が自家発電設備などにより診療機能を維持し，自施設で透析を受けることができなくなった地域の透析難民を24時間態勢で一手に引き受けたことで，早期の透析患者の大量域外移送を免れた。

　一方，津波の被害が大きかった宮城県の沿岸部と福島第一原発に近い福島県浜通りの施設には問題が残った。津波で大きな被害を受けた地域にある気仙沼市立病院は，他の施設の患者が集まったこと，被災したスタッフも少なくなかったことなどから診療機能が大きく低下し，患者の域外搬送を余儀なくされた。日本透析医会がこの搬送のコーディネーションを直接行い，行政に働きかけて搬送手段の確保をお願いした。受け入れ先は当時東京電力が計画停電を実施，東北電力も計画停電を予定していたことから，計画停電の予定がない北海道を受け入れ先とした。3月19日に気仙沼から80名の患者を東北大学に移送，3月22日と23日の2班に分けて自衛隊機で千歳空港に空路で搬送し，札幌市および周辺の施設に入院で収容した[3]。

　また原発30km内にある南相馬市の施設では3月15日に30km圏内屋内避難の勧告が出たことを踏まえ，災害時情報NWを通じて，富山県透析医会に患者の受け入れを依頼，18日に陸路で14名が富山県内の病院に搬送された[4]。

　ここに述べたほかにも多数の被災地の医療従事者の懸命な努力により，患者に透析を受けさせることができない，という事態にほぼ陥らせることなく対応することに成功した。

b. 東日本大震災以後の対策

　東日本大震災によって，日本透析医会の災害対策の活動，特に災害時情報NWの認知度は格段に上がったが，情報共有の質をさらに上げるため，2013年に日本臨床工学技士会に依頼し，各都道府県単位で，臨床工学技士会より災害情報コーディネーターを選定してもらい，災害時情報NWメーリングリストに加入してもらうことになった。これにより，災害時の情報共有については従来の医会のネットワークに加え，臨床工学技士会のネットワークも活用できることになった。

また被災地支援を現地で行う透析医療従事者の組織として日本透析医会，日本腎不全看護学会，日本臨床工学技士会，日本血液浄化技術学会の4団体で，2015年12月に日本災害時透析医療協働支援チーム（Japan Hemodialysis Assistance Team in disaster；JHAT）が発足した。

c. 熊本地震・能登半島地震での対応

熊本地震では2016年4月14日にM6.5の前震が発生した時点では透析不能施設はごくわずかであったが，16日未明にM7.3の本震が発生，約30の透析施設が透析不能に陥った。大きな被害が想定された16日早朝の時点で，筆者は日本透析医会災害時透析医療対策委員会委員長として，百武宏幸福岡県透析医会会長（当時）に福岡県内での支援透析の準備の依頼をするとともに，厚生労働省がん・疾病対策課に中央行政としての支援を要請，具体的には遠隔搬送になる場合の自治体の支援を要請した。また前述のJHATに現地の情報収集を依頼した。

16日時点では最大1,000人程度の透析患者が，福岡県透析医会によって福岡県下で支援透析を受ける態勢を整備していたが，通信障害がほぼなかったこともあって，災害時情報NWによる施設間の情報共有が有効に機能，さらに厚生労働省健康局がん・疾病対策課と熊本県透析施設協議会，熊本県健康福祉部健康局医療政策課で連絡をとり，県と自衛隊により透析施設に優先的に給水を行ってもらうことで，支援透析はほぼ熊本県下で完結し，結果的に組織的な透析患者の移動は，数十人にとどまった。その後，疲弊しつつあった熊本県下の透析施設の職員の支援目的でJHATが物的，人的支援を開始，4月29日まで活動した。

2024年1月1日に発生した令和6年能登半島地震では，能登半島北部の6施設の被害が大きく，断水により透析ができない期間が長期間にわたり，この6施設で約360人の支援透析を必要とする透析患者が発生した。支援透析は石川県透析連絡協議会が中心になって調整を行い，行政が宿泊施設を用意したこともあり，支援透析は石川県内でほぼ完結した。この地震では道路の陥没や渋滞などで搬送には多くの時間を要し，最長で1月4日までかかった。

透析医療における災害時の対応は，医師のみならず臨床工学技士，看護師

とともに情報共有を行い，またインフラに大きな影響を受ける治療であることから行政との連携を重視している。

（山川智之）

引用文献

1) 杉崎弘章：災害と透析医療—日本透析医会の取り組み．臨牀透析 28(3)：269-278, 2012
2) 日本透析医学会東日本大震災学術調査ワーキンググループ：東日本大震災学術調査報告書—災害時透析医療展開への提言．日本透析医学会，2013
3) 戸澤修平：東日本大震災における北海道での被災透析患者の受け入れ．日透析医会誌 27(1)：49-56, 2012
4) 石田陽一，飯田博行，川端誠彦，他：福島県からの避難透析患者への富山県での長期間におよぶ支援透析の経験．日透析医会誌 27(2)：234-238,2012

Ⓓ 日本糖尿病学会：糖尿病医療支援チーム（DiaMAT）

東日本大震災を契機に，災害時の糖尿病医療に関する学術調査研究事業が立ち上げられ，『糖尿病医療者のための災害時糖尿病診療マニュアル』が2014年3月に刊行された。このなかで，災害時に糖尿病患者の支援を行うための医療チームである「糖尿病医療支援チーム（Diabetes Medical Assistance Team；DiaMAT）」の必要性が提唱され，2016年に発生した熊本地震の際には，DiaMATを想定した熊本糖尿病支援チーム（Kumamoto Diabetes Assistance Team；K-DAT）が設置され，電話相談窓口の設置や避難所の訪問による被災された糖尿病患者への支援が行われた。その後，「災害時の糖尿病患者支援活動ワーキンググループ」が日本糖尿病学会内に設けられ，DiaMAT設立に向けた組織の構築や支援活動内容に関する提言がなされた。さらに2024年5月には，『糖尿病医療者のための災害時糖尿病診療マニュアル2024』が出版された[1]。

1）DiaMATの組織構築

日本糖尿病学会，日本糖尿病協会，日本糖尿病療養指導士（Certified Diabetes Educator of Japan；CDEJ）認定機構に加えて地域糖尿病療養指導士（Certified Diabetes Educator Local；CDEL）が協力し，**図4-26** に示すような組織構築を進めている。日本糖尿病学会の各支部長（北海道，東北，関東甲信越，中部，近畿，中国・四国，九州）を支部責任者，日本糖尿病協会の各支部の理事を支部副責任者とする。日本糖尿病学会の都道府県代表（糖尿病対策推進会議における日本糖尿病学会会員の都道府県代表）と日本糖尿病協会の都道府県支部長が中心となり，各都道府県の医師会と連携をとりながら，日本糖尿病学会や日本糖尿病協会，日本医師会の会員，CDEJ，CDELをメンバーとしてチームを形成することを想定している。CDEJには看護師，管理栄養士，薬剤師，臨床検査技師，理学療法士が登録し，CDELにはこれらの職種に加え，保健師やケアマネジャー（介護支援専門員），医療事務なども登録が可能であり，平時より多職種による糖尿病患者支援の活動を行っている。これらの多職種のネットワークは災害時の糖尿病患者への直接的な支援のみならず，医療と保健，福祉，行政を結ぶ重要な役割を果たすことが期待される。

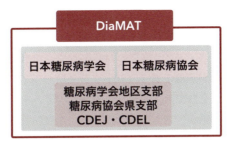

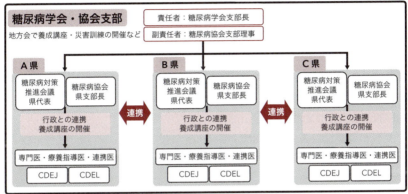

図 4-26 支部・都道府県における DiaMAT の組織構築
〔日本糖尿病学会・日本糖尿病協会 編・著：糖尿病医療者のための災害時糖尿病診療マニュアル 2024, p.18, 文光堂, 2024 より転載〕

　また，DiaMAT が行政や医師会，患者のネットワーク，他の学会などの様々な組織に認知され，災害医療教育を実践していくとともに，サポートを得られるように平時より顔の見える関係を構築していくことが重要と考えられる。

2) DiaMATの活動内容
a. 平時の災害への備え
① 患者や患者家族への指導
　患者や患者家族で災害時の超急性期を乗り越えられるだけの自助力を身につけるために，平時からの指導が重要である。治療薬や自己血糖測定に必要な物品などを3日分以上備蓄しておくこと，お薬手帳や糖尿病連携手帳などの写しとともに非常用の持ち出し袋などに入れておくことを指導する。

また，被災時にはまず生き延びるための治療継続が最優先であり，低血糖やケトアシドーシスの予防を目標とし，血糖コントロールは必ずしも厳格に行わなくてもよいとされる[1]。実際の対応として，食事内容や体調に応じた糖尿病治療薬の調整が重要となり，シックデイ時の対応に準じると考えられる。災害対策を促す意味でも，平時よりシックデイへの対応について指導を徹底しておくことが重要である。その他にも，避難所など限られた場所でもできる運動内容，低血糖時の対応，インスリン製剤の保管方法など，避難生活中に必要となる情報を提供する。

このように，災害に備えた患者や患者家族への指導内容は治療法や合併症の程度により個別化され，多岐にわたり，継続して平時より教育することが重要である。なお，日本糖尿病協会では様々な教育資材が作成されており，ホームページ（https://www.nittokyo.or.jp/modules/patient/index.php?content_id=32）に公開されている。

② 患者情報管理システムの構築

病院が被災した場合，患者の診療情報が失われ被災地域における適切な医療の提供が困難となるため，診療情報のバックアップが求められる。医療情報連携ネットワークシステムが有効であった例があり，平時より登録や利用を推進することが有用である。

また，1型糖尿病や膵臓全摘出術後などのインスリン依存状態の患者は，超急性期より支援が必要となる可能性があるため，患者登録システムの構築が望ましい。日本糖尿病協会では，LINE の公式アカウントを都道府県ごとに作成している。インスリン依存状態の患者登録を可能とし，災害時に活用できる情報ツールとして利用する準備を進めている。

平時には患者向けに糖尿病に関連した情報を発信するツールとして使用し，災害時には被災地域に応じた情報を発信するとともに，インスリン依存状態の患者とは双方向性モードとし，インスリン製剤携帯の有無などの情報を共有することも想定している。

b. 医療従事者に対する防災教育

DiaMAT を構成する医療スタッフとなる人材の育成のため，日本糖尿病学会の年次学術集会や「糖尿病学の進歩」，あるいは地方会などの際に，災害医療に関する講演や講習会を開催している。また，糖尿病専門医，糖尿病

療養指導士（CDE）の認定や更新時に災害医療に関する講習会などの受講推奨を検討予定である。日本糖尿病協会では医療者向けの e-ラーニングや動画も準備している。

　教育資材として『糖尿病医療者のための災害時糖尿病診療マニュアル』や『災害時の糖尿病看護マニュアル』が日本糖尿病教育・看護学会より刊行されている。また，日本糖尿病学会や日本糖尿病協会が編集する出版物，さらに糖尿病療養指導士ガイドブックに DiaMAT を含めた災害時の糖尿病患者への支援に関する内容を掲載している。

c. 発災時の支援

　DiaMAT のメンバーは所定の研修を終了した後に認定・登録される。登録者の情報は日本糖尿病協会の支部理事・都道府県支部長および日本糖尿病学会の支部責任者・都道府県代表で共有し，発災時に派遣する体制確立を目指している。発災時には，災害のレベルに応じた対応が想定されている（**表4-5**）[2]。

　DiaMAT の活動は，各フェーズに合わせて必要とされる支援を提供することが必要である（**表4-6**）。災害発生直後の超急性期では，DMAT などの後方支援として，DiaMAT にはインスリンや内服薬に関するアドバイスや，低血糖・高血糖に対する治療が求められると予想される。また，インスリン

表4-5　DiaMAT の対応区分（案）

災害対応区分	DiaMAT を派遣する組織（学会・協会）	派遣調整
レベル1：単独支援対応 被災県のみで DiaMAT が活動可能な場合	被災県（組織）が DiaMAT を派遣する	被災県（組織）
レベル2：近隣支援対応 被災県（組織）および近隣県（組織）のみでは困難，または不十分であり他の近隣県からの支援が必要	被災県（組織）および近隣県（組織）が DiaMAT を派遣する	日本糖尿病学会および日本糖尿病協会
レベル3：広域支援対応 上記状況に加えて，支援活動の長期化が見込まれる場合	全国の都道府県（組織）が DiaMAT を派遣する	

〔安西慶三，荒木栄一：糖尿病の災害時支援体制，DM Ensemble 10（3）：7, 2021 より転載〕

表4-6 糖尿病医療支援チーム（DiaMAT）の活動

超急性期	急性期	亜急性期	慢性期
災害発生時〜3日間	4日〜1週間目	2週間目〜1ヶ月	2ヶ月目以降
DMATなどの後方支援	被災者への直接支援		
・1型糖尿病患者の安否確認 ・インスリンなどの供給 ・インスリンや内服薬に関するアドバイス ・低血糖・高血糖に対する治療	・インスリンなどの供給 ・自己血糖測定器の供給 ・インスリンや内服薬に関するアドバイス	・食事や運動などのアドバイス ・フットケア ・口腔ケア ・衛生面でのアドバイス ・治療中断者のチェック	・健康教育 ・治療中断者のチェック

〔日本糖尿病学会・日本糖尿病協会 編・著：糖尿病医療者のための災害時糖尿病診療マニュアル 2024, p.21, 文光堂, 2024より転載〕

依存状態にある糖尿病患者の状況やインスリン製剤などの在庫状況などの情報収集に努める必要がある。その後，DiaMATによる直接支援が開始され，これは慢性期まで継続することが予想される。必要とされる支援内容は災害のフェーズ，規模，避難状況，近隣の医療施設の被災状況などによって大きく異なる。そのため，医療の需要と供給のアンバランスが生じることのないように，災害対策本部となる自治体や各医療支援チームと連携し，情報を正確に把握することが重要となる。

d. 活動の実際―能登半島地震における DiaMAT の活動

令和6年能登半島地震では，発災直後にはDiaMATは被災地に入れなかったことから，まずは，I-DiaEndoMAT（石川県災害時糖尿病・内分泌医療支援チーム）が患者・医療者啓発ポスター・パンフレットを作成して，被災地に配布するとともに，相談用電話を設置して後方支援活動を行った。1月10日にDiaMAT先遣隊が石川県庁を訪問し，JMAT傘下で専門チームとして現地活動をする方針となった。1月20日よりJMATの一員としてDiaMATの被災者への直接支援活動が始まった。七尾市，穴水町を中心とする能登中部，輪島市を中心とする能登北部，1.5次，2次避難所が設置された加賀地方で支援活動を展開した。

現地での活動は延べ 15 チームが派遣され，ほかにも 13 都道府県 27 チームから支援の申請があった。避難所では糖尿病患者から体調や困っていることなど話を聞き，食事のとり方，運動療法について説明するとともに，インスリンや経口血糖降下薬の調整，薬剤の供給支援を行った。糖尿病足病変の患者も多く，CDE や糖尿病看護認定看護師がフットケアを行うことで，患者の心も解きほぐされ，とても喜ばれた。1 日の活動終了後，現地保健医療福祉調整本部で JMAT 会議が開催され，活動報告を行い各チームおよび本部と情報を共有した。DiaMAT の活動は被災地での医療機関の機能が回復したことで 2 月 24 日に県外からの派遣は終了した。

（花谷聡子・瀬ノ口隆文・安西慶三・荒木栄一）

引用文献

1）日本糖尿病学会・日本糖尿病協会 編・著：糖尿病医療者のための災害時糖尿病診療マニュアル 2024．文光堂，2024．
2）安西慶三，荒木栄一：糖尿病の災害時支援体制，DM Ensemble 10(3)：7-10, 2021．

参考文献

・荒木栄一．瀬ノ口隆文．花谷聡子．安西慶三：DiaMAT と糖尿病災害対策．門脇考，山内敏正 編：糖尿病学 2022．診断と治療社，2022
・日本糖尿病教育・看護学会特別委員会「災害時の糖尿病看護マニュアル」改訂ワーキンググループ 編著：改訂版 糖尿病看護マニュアル．日本糖尿病教育・看護学会，2020．
https://jaden1996.com/saigai/（2024 年 12 月 15 日アクセス）

Ⓔ 日本神経学会災害支援ネットワーク：重症神経難病患者支援

1）組織体制と役割・機能

　日本神経学会では重症神経難病患者について，災害時の迅速かつ組織的な受入態勢の確保と搬送・医療提供を実現するため，専門医・専門病院間・医薬品および医療機器関連企業の情報ネットワークを「災害支援ネットワーク」として構築している。

　2011 年の東日本大震災では，神経難病領域の課題として情報収集体制（通信のダウンによる混乱など），広域医療搬送，医薬品・物資等の支援・供給不足，人工呼吸器等の停電時の対応などが指摘された。日本神経学会では2014 年に災害対策委員会がスタートし，①災害時の独自のネットワーク設立と神経疾患患者救援，②国や地域行政・関連団体と協力しながら災害時のネットワークを確立し運用すること，③災害時のネットワークの当面の対象は発災時に自力避難困難な在宅療養中の神経難病患者とすること，④平時には災害発生時の連絡ネットワークと支援ネットワークの体制を学会ホームページなどで常時整備更新，⑤発災時には患者受入可能施設の公表および安否確認，患者移送・救援物資配送・救援隊派遣などに対応，を取り組みとして提示した。2 回にわたる災害支援ネットワーク模擬訓練では指揮発動（**表4-7**），災害支援ネットワークシステム，患者搬送・受入が有効に稼働するかの検証がなされている。

表 4-7　日本神経学会が定める災害発生時指揮発動要件と指揮発動順位（2013 年 4 月 4日，日本神経学会）

指揮発動要件
・震度 6 弱以上の場合
・マグニチュード 7.0 以上の場合
・大規模停電の場合
・大津波警報の場合（3 m 超）
・原発被害の場合
・大雨，大洪水，大規模火災など
・その他，本部長が必要と認めた場合

指揮発動順位
レベル 1）安否確認：電話，日本神経学会災害伝言板
レベル 2）電源・医薬品・機器配送：関連団体とも連携
レベル 3）患者移送（在宅患者・入院患者）：受入先の確保，移送の実行

平成 28 年熊本地震は，日本神経学会災害対策委員会発足後初めての実災害対応となった。熊本地震は指揮発動要件に該当し，指揮発動順位レベル 1（安否確認と災害伝言板）が発動された。災害支援ネットワークを立ち上げ，被災状況の確認，在宅人工呼吸器装着患者の安否確認，他府県医療施設での患者受入態勢の確認，被災地派遣医師募集などの医療支援に発災後速やかに，かつ組織的に動いたが，問題点も浮かび上がった。それは，①避難行動要支援者名簿や災害時難病患者の避難行動要支援者個別計画（以下，個別計画）が平時からできていたかが問われる状況にあった，②避難所と福祉避難所の区別が曖昧で，福祉避難所の存在を知らない住民や関係機関が多かった（車中泊など指定避難所以外に避難している難病患者の把握が困難であった），③避難所では難病患者をケアできるスペースがなかった，④避難生活の長期化により病状が悪化した患者や治療費・生活費等の不安を抱える患者が多かった，などである。これらによって平時の備えの重要性が見直され，後年の神経難病リエゾンの配置につながっていく〔本項 3）を参照〕。

日本神経学会ホームページには災害支援ネットワークに関する記載があり（https://www.neurology-jp.org/network/index.html），災害支援ネットワークシステムの概要として，①患者受入施設データベース，②医薬品関連企業データベース，③医療機器関連企業データベースの 3 つが挙げられ，それぞれのシステムへの情報登録が紹介されているが，実際に開設され登録がなされているのは①患者受入施設データベースのみであり，登録のない自治体もある。今後，ほか 2 つのデータベースの開始とともに登録の呼びかけなど定期的更新を行っていく。

2) 重症神経難病患者とは

日本神経学会災害対策委員会の活動は神経疾患に罹患する患者を対象としているが，特に「在宅療養中（呼吸・栄養摂取・移動が困難なため）の神経難病患者」にフォーカスしている。これがまさに重症神経難病患者の定義であり，ほとんどの患者は投薬継続が不可欠である。

難病は，①原因が不明である，②的確な治療法がない，③予後不良もしくは長期慢性の経過をたどる，④患者とその家族の精神的・物質的負担が極めて大きい，という 4 つの条件を包含したものであり，2024 年 4 月 1 日までで 341 疾患が指定難病として告示されている。難病患者にはケアの特殊性

表 4-8　災害時要配慮者の定義

災害時要配慮者（平成 3 年度版防災白書より）

①自分の身に危険が差し迫った時，それを察知する能力がない，または困難な者
②自分の身に危険が差し迫った時，それを察知しても適切な行動をとることができない，または困難な者
③危険を知らせる情報を受け取ることができない，または困難な者
④危険を知らせる情報を受け取ることができても，それに対して適切な行動をとることができない，または困難な者

具体例

・障害者（肢体不自由者，知的障害者，内部障害者，視覚障害者，聴覚障害者）
・傷病者
・体力の衰えた，あるいは認知症の高齢者（自分自身で避難ができる高齢者は災害時要配慮者として扱わない場合が多い）
・妊婦（健常者に比べて重い保護を必要とする）
・乳幼児・子ども（健康でも理解力・判断力が乏しい）
・外国人（日本語がわからない）
・旅行者（その場所の地理に疎い）

などの医療上の困難だけではなく，家庭生活上の困難，社会生活上の困難がある。なかでも神経難病では，日常生活において全面介助・一部介助の必要な患者が占める割合が他の難病に比して際立っていることがこれまでの調査から明らかになっている。

　一般住民にとって最も重要な災害対策は自助であり，それは難病患者でも同様である。しかし，神経難病患者は自助の準備を自ら行うことすらしばしば困難であり，公的支援が必要となる。防災行政では災害時の避難における災害時要配慮者が定義されているが（**表 4-8**），このなかに明確に「難病」というくくりはない。だが，一部の神経難病患者が該当するのは明らかである。神経難病患者とその家族，その診療に携わる医療従事者にとって「いかにして平時から災害に備え，発災時に災害を乗り越えていくか」は取り組むべき課題である。実践可能な支援を策定し，発災時にも有効な手立てとするには各市町村に加え，難病行政を実質的に担う都道府県（特に保健所）との連携が必須となる。

3）活動の実際：神経難病リエゾンの存在

　災害の各フェーズには様々な医療支援団体が活動し，その調整役として災

害医療コーディネーターが存在するが，難病医療に特化した調整役はいな
かった。そこで，2016年の熊本地震を経て，『災害対策マニュアル』を刊行，
各都道府県に神経難病ネットワーク長ならびに，神経難病患者の災害時支援
を調整するリエゾン配置を進めている。リエゾンは小児周産期リエゾンを模
して考案され，

①災害時：被災地の情報収集，共有，発信（共有と発信には日本神経学会災
　害支援ネットワーク掲示板を使用）
②平常時1：各都道府県における在宅人工呼吸器装着患者リストのチェック
③平常時2：上記のリストに列記された患者の個別計画策定推進の行政への
　働きかけ

を基本ミッションとしている。

　2023年度には神経難病ネットワーク長・リエゾン体制を更新するととも
にリエゾンの増員を行い，メンバーリストを年に一度更新していく体制を確
立した。

4）これからの神経難病患者の災害時支援

　災害時の重症神経難病患者支援は新しい時代を迎えつつある。

　まず，複合災害（自然災害と感染症流行の同時期発生）について述べる。
東日本大震災の際，ビッグパレットふくしま（郡山市）では避難住民にノロ
ウイルス感染が急速にまん延した事例がある。直近ではCOVID-19パンデ
ミック下の2020年7月の熊本豪雨の複合災害対策が知られている。避難所
では「密閉・密集・密接」の3密の防止対策がとられた。COVID-19対策
に配慮した避難所運営のポイントは内閣府からも提示されている。熊本豪雨
ではCOVID-19パンデミックを踏まえての災害時保健活動がおおむね成功
しているが，隔離スペースの確保困難などの課題が確認されている。こう
いった経緯から「複合災害」のリスクを視野に入れた難病診療，在宅ケア，
災害対策が必要である。複合災害の避難における問題点とその対処法は**表
4-9**のように整理される。

　続いて災害対策基本法の改正（2021年）とそれを受けて行われた福祉避
難所の確保・運営ガイドラインの改定のポイントは，

①避難勧告と避難指示の避難指示への一本化
②個別支援計画作成の各市町村の努力義務化

表 4-9　複合災害の避難における 15 の問題点と考えうる対処法

問題点		考えうる対処法
I. 一般的問題点		
1	一般的な避難セットに加えてさらに必要なものは何か	日頃からの感染予防とその訓練，マスク・スリッパ・体温計等の持参
2	避難所で感染の予防ができるか	入口での問診，避難者名簿整備，体調・体温チェックシート導入
3	避難所ではスペースをどう管理するか	ソーシャル（フィジカル）ディスタンシング（1 人当たりのスペース，動線など），間仕切り・段ボールベッド設置，定期的換気，専用区画導入（一般/災害時要配慮者/感染者/濃厚接触者など）と区画別対応
4	避難所での食生活，トイレ，入浴はどうするか	食事内容の管理，共用スペースにおける消毒・感染予防の徹底
5	避難所自体が不足しないか	分散避難（公的避難所，ホテル利用，在宅避難など）
II. 難病患者・家族にとっての問題点		
1	避難プランを準備できているか	避難行動要支援者の個別避難計画の作成，主治医との対面以外の診察の手立てと連絡法の確立
2	避難所をどう選択するか	福祉避難所への避難，避難入院
3	どのように避難所で過ごすか	食事，トイレ等の介助
4	使用している医療機器は発災時・発災後に使用可能か	充電状況の確認，給電を含めたメンテナンス方法の事前チェック
5	内服薬は発災時・発災後の分も十分にあるか	内服薬・衛生材料のストック，アドヒアランスを考慮した処方設計
III. 行政における問題点		
1	かかわる職種，マンパワーに問題はないか	行政におけるセクショナリズムの廃止，福祉専門職への一元化
2	避難行動要支援者等のプライバシー保持はできているか	個人情報管理
3	要支援者名簿，個別避難計画の作成は進んでいるか	要支援者名簿の要件確認，丁寧な説明と専門家の関与による同意取得
4	在宅人工呼吸器装着患者のリストアップはできるか	保健所ベースでの在宅人工呼吸器装着患者の把握
5	難病患者のトリアージは可能か	難病リエゾン活動の推進，福祉避難所の準備

③難病患者の福祉避難所への直接避難

と3つあり，これらを理解した災害対策が求められる（①は難病患者・家族に，②は行政に，③は双方に）。

　近年，重症神経難病患者支援については災害時給電やインクルーシブ防災※などといった新しい取り組みや考え方も各自治体でなされている。これまでの経験を踏まえた活動に加え，実効性のある災害時支援への更新作業を日本神経学会災害対策委員会で取り組んでいきたい。

（中根俊成・武田　篤）

参考文献

- 中根俊成，溝口功一，阿部康二，ほか：日本神経学会による災害対策：神経難病リエゾンの役割について．臨床神経 60：643-652, 2020
- 中根俊成：新時代を迎える神経難病の災害対策：COVID-19 パンデミックと災害対策基本法改正を経て．日本医大医学会雑誌 18：371-378, 2022
- 熊本県知事公室危機管理防災課：令和2年7月豪雨における熊本県の対応．一般財団法人日本防火・防災協会，2021年2月14日．
  https://www.n-bouka.or.jp/local/pdf/2021_02_14.pdf（2024年12月15日アクセス）
- 内閣府：内閣府HP防災情報「災害対策基本法等の一部を改正する法律（令和3年法律第30号）」．内閣府政策統括官（防災担当）．令和3年5月10日．
  http://www.bousai.go.jp/taisaku/kihonhou/kihonhou_r3_01.html（2024年12月15日アクセス）
- 内閣府：内閣府HP防災情報「福祉避難所の確保・運営ガイドラインの改定（令和3年5月）」．内閣府政策統括官（防災担当）．令和3年5月10日．
  http://www.bousai.go.jp/taisaku/hinanjo/r3_guideline.html（2024年12月15日アクセス）

※　障害のある人もない人も，高齢者も幼児も，誰一人取り残さない防災のあり方

Ⓕ 日本産科婦人科学会

1) 東日本大震災での対応とその後の体制づくり

　日本産科婦人科学会は，東日本大震災において被災した東北各県に対して，日本産婦人科医会と協力して物的支援を，また全国の大学病院産婦人科と連携して被災地の石巻地区，宮古地区，気仙沼地区には2011年3〜12月に，福島県には2013年5月〜2017年12月に医師派遣を行った。

　東日本大震災への支援活動を通じて，災害時の迅速な指揮系統の確立，大規模災害の専門医委員会の設置，災害関連情報収集・発信のシステム開発，そして周産期領域の災害医療コーディネーターの設置の必要性が認識された。

　まずは東日本大震災以降に，大規模災害で被災した全国の産婦人科施設の支援を行うための専門の災害対策・復興委員会を組織し，災害関連情報収集・発信のツールとして日本産科婦人科学会大規模災害対策情報システム（Perinatal Early Assessment and Communication system for Emergency；PEACE）の開発を開始した。

　2016年度より災害時要配慮者である妊産婦，新生児，小児の支援をコーディネートする「災害時小児周産期リエゾン」（以下，小児周産期リエゾン）の養成研修が始まり，日本産科婦人科学会は協力を開始した。

2) 平成28年熊本地震での対応

　2016年4月16日の本震発生後，直ちに日本産科婦人科学会は理事長を本部長とする災害対策本部を設立した。そして，日本産婦人科医会災害対策本部，小児周産期リエゾン，被災地基幹施設と迅速に連携し，指揮系統・情報の流れを一元化し，被災地支援活動を行った。

　小児周産期リエゾンは熊本県庁で初めてDMATとともに活動し，特に県外への広域搬送が必要な症例に関しては学会と小児周産期リエゾンが被災地基幹施設と連携して広域搬送調整を行った。県外への患者搬送の受け入れ先は，九州全県の産婦人科基幹施設で担うこととし，各県の搬送受け入れ窓口（担当者）を学会の調整のもと一元化した。急性期，亜急性期における母体搬送は27例となり，うち85%は隣県の福岡県に搬送された。

　東日本大震災の際には，支援物資が重複する，あるいは搬送先施設で多数

の支援物資で場所が占拠されるという問題が発生したため，熊本地震の物資搬送においては日本産婦人科医会と連携し搬送調整の流れを一元化した。急性期には依頼数の約 1.5〜2 倍のプッシュ型物資搬送を行い，亜急性期以降は備蓄基地から依頼数に応じて過剰供給とならないように調整した。

人的支援に関しては，亜急性期以降に学会の調整のもと，全国の大学産婦人科より被災地基幹施設への医師派遣が行われた。派遣元の施設数は 20 施設で，合計 30 名の医師が被災地の支援を行った。

熊本地震を契機として，支援者側としての学会，医会，そして小児周産期リエゾンそれぞれが災害時に果たすべき役割が明確になってきた。

3) PEACE の構築と周知活動

熊本地震では，当初開発段階であった PEACE による被災情報の共有を初めて行った。PEACE は，熊本地震後の 2017 年 5 月に正式に日本産科婦人科学会ホームページ上に設置され，全学会員，小児周産期リエゾンが使用可能となった。

そして，PEACE を用いることにより以下について把握できるようになった。

①被災地分娩取り扱い施設の施設被災状況
②被災地分娩取り扱い施設の分娩・外来・手術等の稼働状況
②被災地外の搬送受け入れ側施設における搬送受け入れ状況
③情報掲示板を用いた災害対策本部・リエゾン・被災地の情報共有
④小児周産期リエゾンや学会災害対策本部への支援要請（患者搬送・物資搬送）

PEACE により災害関連情報の一元化が可能となり，近年全国各地で多発している災害や小児周産期リエゾン養成研修会において活用され，災害時の産婦人科・新生児科における支援活動に必須のツールとなっている。なお，PEACE は 2024 年 7 月 1 日にその機能が刷新され，各施設の複数の担当者登録機能，リアルタイムの入力依頼通知，患者・物資搬送システムなどの様々な機能が充実した。

新 PEACE の会員への周知として，2024 年 4 月に開催された第 76 回日本産科婦人科学会学術講演会の災害対策復興委員会企画で，「災害対策ことはじめ〜チームづくりと新 PEACE システムの活用」と題し PEACE の経緯

（これまでの課題や改善点について）や具体的な変更点について発表を行った。また，新 PEACE リリースと同時に日本産科婦人科学会のホームページに，操作マニュアルや説明動画を掲載した。今後も災害対策復興委員会として会員への周知を継続して行っていく。

　近年，全国各地で豪雨災害，超大型台風の発生など想定外の規模の災害が多発している。今後起こりうる南海トラフ地震や首都直下型地震に備えて，災害時要配慮者である妊産婦の命を守るために学会ができることを改めて検討し，産婦人科のみならず他の学会とも連携をとりながら十分な災害対策を行っていきたい。

（津田尚武・西ヶ谷順子・岩橋尚幸・井箟一彦）

Ⓖ 日本小児科学会

1) 日本小児科学会の役割

　日本小児科学会（以下「当会」）においては，大規模災害時などに，発災直後の超急性期から復興期までに求められる，医療や保健などのニーズ収集，患者搬送や医療物資の支援，被災地の避難所や被災した人々への情報提供，医師派遣などを関連諸団体と協力しながら実施できるよう，平時より学会内外の関係者とともに対策の向上に努めてきた。大規模災害時の初動連絡網や災害対策本部マニュアルは版を重ねて改善をはかっており，早期に災害対策本部を立ち上げ，必要に応じて医師派遣の準備を開始できる体制を構築している。あわせて，災害医療についての研修会，シンポジウム等の開催，訓練の実施や実施協力などを通じて，啓発や実行力の強化に努めており，子どものウェルビーイングを意識しながら活動している。

2) これまでの取り組みについて

a. 東日本大震災における対応とその後の進展

　当会は，発災後早期に東日本大震災対策委員会を設置し，支援物資の調達，患者の移送，社会への情報発信，被災地への医師派遣事業などを行った。診療の再開や継続のために小児科医師派遣は急を要し，発災5日目には全国から募集を開始し，岩手県や福島県の医療機関に派遣した[1]。しかし，呉らの報告[2]では，特に沿岸部の医療機関で普段どおりの診療状態に復旧するまでに長期間を要していた。自助・共助・公助とそれを可能にするための計画や平時からの連携の重要性が浮き彫りとなった。

　その後，当会では現在の災害対策委員会の前身となる災害対策ワーキンググループを立ち上げ，将来の大災害時に当会が取るべき支援策の検討に着手し，多くの課題とその対応策を報告書にまとめた[3]。

　2012年以降の小井土ら[4,5]による厚生労働科学研究において，災害医療コーディネート体制の整備が重要視されるとともに，災害医療コーディネーターと協調しながら小児・周産期領域に特化した総合調整活動を担う「災害時小児周産期リエゾン」[6]（以下，小児周産期リエゾン）の必要性がまとめられた。2016年2月に当会を含む関連学会・団体が連名で厚生労働省に対して小児周産期リエゾン設置の要望書を提出したこと，2015年に「少子化社

会対策大綱」が策定され，災害時の乳幼児や妊産婦の支援体制の整備について気運が高まったこともあいまって，小児周産期リエゾンを国が養成し，政策として進めていくことが決定された。

b. 平成28年熊本地震における対応とその後の進展

熊本地震では，4月14日の前震後まもなくから支援活動を開始した。小児重症患者，新生児患者，化学療法中の血液疾患患者の搬送調整にかかわり，18日に要請を受けた医師派遣は，小児救急医学会と連携し，21日から開始することができた[7]。

また，国が養成予定としていた小児周産期リエゾンの機能を，DMAT事務局の医師と当会および小児救急医学会の災害対策委員会委員が先駆的に担う機会となり，熊本県庁内のDMAT調整本部，熊本大学小児科を中心に整備された医療機関連絡網と，関係学会・団体が効率的・効果的につながり，情報の集約・共有，医療物資やアレルギー食などの提供，子どもの心の課題への対応など，様々な活動において意義が確認できた。

その後，小児周産期リエゾンの養成が開始され，活動要領が作成されるとともに，日本産科婦人科学会がかねてより準備を進めていた大規模災害対策情報システム（PEACE）が開発された。当会は，PEACEのなかで小児科関連専用の掲示板を開設・運用し，全国の関係者との情報共有や円滑な支援が可能となるよう，有事に向けた即応態勢の維持・向上に努めてきた。

c. 令和6（2024）年能登半島地震における対応

能登半島地震では，これまでに備えてきた当会の初動対応に加えて，現地とのオンラインミーティングやクラウドシステムによる情報共有，学会ホームページにおける幅広く充実した情報の提供，多数ある分科会との連携，日本災害医学会との共催による緊急ウェブセミナーの開催などにも取り組んだ。また，丁寧に被災地のニーズを聞き取り，石川県災害時小児周産期リエゾンを支援するために当会から県庁への3名の人材派遣を行ったことは，初めての試みであったが，今後の新しい支援のあり方の萌芽ととらえている。なお，石川県では早期から自発的に「こども会議」を設置し，小児医療関係者と行政が連携して，中長期の心の課題などにも取り組んだ。これは今後の全国の模範となるように感じられた。

現在，当会災害対策委員会では，医療的ケア児への対応や感染対策など6つの小委員会をつくり，それぞれが短期および長期の目標をもちながら，各種調査の実施，他団体との調整，政府訓練に向けた準備などに精力的に取り組んでいるところである。

これらを通じて，将来を担う子どもたちを見落とさないよう，そして取り残さないよう支援すべく，引き続き対策の向上に努めていく。

（祝原賢幸・伊藤友弥・賀来典之・岬 美穂・清水直樹）

引用文献

1) 細矢光亮，田中総一郎，井田孔明ほか：東日本大震災が岩手，宮城，福島の三県の小児と小児医療に与えた被害の実態と，それに対する支援策の効果と問題点についての総括．日小児会誌 118(12)：1767-1822, 2014.

2) 呉繁夫（研究代表）：東日本大震災被災地の小児保健に関する調査研究（平成 27 年度厚生労働科学研究費補助金　育成疾患克服等次世代育成基盤研究）．2016
https://mhlw-grants.niph.go.jp/project/25248(2024 年 12 月 15 日アクセス)

3) 井田孔明，清水直樹，奥山眞紀子ほか：東日本大震災での経験をもとに検討した日本小児科学会の行うべき大災害に対する支援計画の総括．日小児会誌 119(7)：1159-1178, 2015.

4) 小井土雄一（研究代表）：東日本大震災における疾病構造と死因に関する研究（平成 25 年度厚生労働科学研究費補助金　地域医療基盤開発推進研究）．2015
https://mhlw-grants.niph.go.jp/project/23249(2024 年 12 月 15 日アクセス)

5) 小井土雄一（研究代表）：東日本大震災の課題からみた今後の災害医療体制のあり方に関する研究（平成 26 年度厚生労働科学研究費補助金 地域医療基盤開発推進研究）．2015
https://mhlw-grants.niph.go.jp/project/24454(2024 年 12 月 15 日アクセス)

6) Ito T, Misaki M, Iwaibara T, et al：The disaster liaison for pediatric and perinatal medicine：A new system in Japan. Pediatr Int 66：e15780, 2024

7) 井田孔明，伊藤友弥，緒方健一ほか：日本小児科学会災害対策委員会の熊本地震における支援活動と今後の課題．日小児会誌 121(7)：1281-1288, 2017.

Ⓗ 避難所・避難生活学会

1）避難所・避難生活学会の役割

　避難所・避難生活学会は避難所ならびに避難生活に関する実践研究者を会員とし，会員の交流と協力により災害時の避難生活に関する検証・研究を行い，災害関連死の防止，および被災者の安全な生活に寄与することを目的とする。この目的を達成するために会員は所属する組織の特性を活かしつつ，かつ特定の組織の活動や利害に縛られることなく，職種・分野横断的に避難所と避難生活の改善に取り組んでいる。

2）災害時の組織体制

　本学会は災害現場で活動するプラットフォームを有していないが，自治体の要請などにより地域保健医療福祉調整本部，あるいは災害対策本部の支援を行っている。また，本学会ホームページ[1]からの提言や声明を通して，避難所・避難生活に関する注意喚起を発出している。

3）災害時の現場活動

　「TKB48（Toilet＝トイレ，Kitchen＝適温食を提供するキッチン，Bed＝ベッドを48時間以内に設置）」，これは避難所環境改善に必須のツールを端的に表すフレーズである[1]。長期の避難所生活では日常と異なる生活環境が健康被害をもたらすことがこれまで多く報告されている。そのような健康被害を予防するために，安全かつ安心して使えるトイレ，栄養バランスのよい温かい食事，衛生的かつ立ち上がりやすく，睡眠を確保できるベッドが必要である。

a. T（トイレ）

　安全な排泄環境としてコンテナ型のトイレ[2]が有用であるが，現在の日本ではそれらが各地に配備されていないため即応性がない。そこで，災害直後は備蓄した携帯トイレを利用し，屋内に設置された簡易トイレ，道の駅や公園などに整備されたマンホールトイレ[3]などを段階的に利用する。その後に快適トイレ（国土交通省が認定した広く清潔な仮設トイレ）[4]や，コンテナ型トイレ，循環式トイレ[5]などを設置するタイムラインが現実的な方策と思

われる。当学会では携帯トイレを個人備蓄し，避難所や自宅避難時における使用を促している。

b. K (キッチン)

これは調理する場所と調理する人を含めたシステムを示す。災害救助法では調理師や栄養士を雇用する費用も支弁対象となる[6]。キッチンカーやセントラルキッチン（給食センターなど）などのツールに災害救助法を適用することで，適温食の提供は可能である。現在，キッチンカーなどを災害時に派遣する仕組みづくりを試みている。

c. B (ベッド)

避難所への段ボールベッド導入が健康被害を防ぐことから[7]，自治体や経済産業省などに働きかけ，段ボールベッド仕様の避難所への変換をはかってきた。段ボールベッドが避難所に届く仕組みと現場での支援・調整について解説する。

① 被災自治体からの要請

45 都道府県庁（秋田県，沖縄県は協議中）は段ボール箱製造工場と災害時の支援協定を結んでいる（当学会調査より）。被災自治体からの要請，あるいは独自に都道府県災害対策本部は段ボールベッドの支援協定を発動させる。費用支弁は災害救助法が適用される[6]。政府からのプッシュ型支援として段ボールベッドが届けられる場合もある。段ボールベッドは全国段ボール工業組合連合会仕様の規格（高さ 35 cm，幅 90 cm，長さ 190 cm）に合致し，安定した構造をもつことが重要である。ベッドの中に私物を収納できる構造であることが望ましい。

② 避難所での合意形成

段ボールベッド設置の必要性を避難所運営者や支援団体，避難者に説明し，理解を得ることはその後の作業に協力を得るために重要である。

③ 清掃とゾーニング

土足の有無にかかわらず床を清掃し，食寝分離[※1, 8]と安全性を考慮した

※1 衛生的な生活環境が得られる住み方の法則が住宅計画に応用され，のちに「*n*DK」モデルとして日本の住宅様式に定着した。

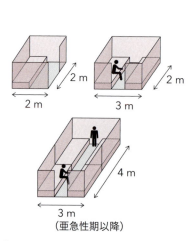
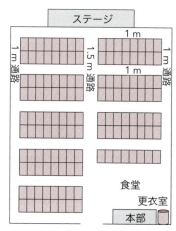

【パーテーションによるユニット構成】　　　【ゾーニング】

図 4-27　避難所におけるゾーニングの例
通路（中央通路 1.5〜2 m幅，枝通路 1 m幅），就寝エリア，本部，食堂，更衣室・授乳室（安全のため本部近くに設置）などを設定する。新型コロナウイルス感染症等流行期においては，高いパーテーション（140〜150 cm）や家族用テントの設置など飛沫感染防止対策を加える。

避難所内のゾーニングを実施する（**図 4-27**）。

④ 段ボールベッドの設置

　避難者とともに段ボールベッドを作製し，上記ゾーニングに合わせて配置する。

　このような人の尊厳が守られる生活環境は，被災者が自助と互助の意識を取り戻すことが期待できる。

4）平時の活動

　本学会は多職種の教育，避難所設営演習，そして政府や自治体，企業などへ災害関連死防止に向けた働きかけを行っている。

① 研修・演習

　日本赤十字北海道看護大学（北見市）による厳冬期避難所設営演習（https://www.youtube.com/watch?v=6zILB3de4JI）への協力，大阪府での酷暑期避難所設営演習（2024年7月）の企画，および各地での避難所環境整

備研修の企画や支援を行っている。

② 段ボールベッドの普及

全国段ボール工業組合連合会を中心とした，災害時支援協定の締結をサポートしてきた。

③ 政府への働きかけ

これまで，政府と「災害関連死防止のための TKB48」を社会実装すべく協議を行ってきた。防災基本計画[9]や避難所運営ガイドライン[10]における「段ボールベッド」の記載は避難所環境整備への橋頭堡となった。また国土強靭化推進計画（内閣官房）の災害関連死防止[11]に対する提言を行った。

④ 自治体への働きかけ

都道府県庁や基礎自治体の地域防災計画が「TKB48」を反映したものとなるよう提言してきた（長野県[12]，群馬県[13]など）。

5) 現在の取り組み

「TKB48」は災害関連死を防止するために必要なコンセプトであり，イタリア市民保護局（Protezione Civile）[14]の被災者保護システムの視察から着想したものである。本学会は TKB48 が社会実装される方策の開発に取り組んでいる。当学会への有事・平時の支援要請は学会ホームページ[1]よりお知らせいただきたい。

（植田信策）

引用文献

1) 避難所・避難生活学会ホームページ
https://dsrl.jp（2024 年 12 月 15 日アクセス）
2) WALET TC
https://walet-tc.jp/product/（2024 年 12 月 15 日アクセス）
3) 国土交通省：災害時に使えるトイレ，「マンホールトイレ」とは．
https://www.mlit.go.jp/mizukokudo/sewerage/mizukokudo_sewerage_tk_000411.html
（2024 年 12 月 15 日アクセス）
4) 国土交通省（2016 年 2 月 8 日発出）：建設現場に設置する「快適トイレ」の標準仕様決定
https://www.mlit.go.jp/common/001140808.pdf（2024 年 12 月 15 日アクセス）
5) 加藤　篤：トイレから始める防災ハンドブック．学芸出版社，2024
6) 内閣府政策統括官（防災担当）：災害救助法の制度概要（令和 5 年 6 月版）．
https://www.bousai.go.jp/oyakudachi/pdf/kyuujo_b2.pdf（2024 年 12 月 15 日アクセス）

7) Nara M, Ueda S, Aoki M, et al：The clinical utility of makeshift beds in disaster shelters. Disaster Med Public Health Prep 7: 573-577, 2013
8) 西山夘三：これからのすまい―住様式の話. 相模書房，1947.
9) 中央防災会議：防災基本計画（令和5年5月）84
   https://www.bousai.go.jp/taisaku/keikaku/pdf/kihon_basicplan.pdf（2024年12月15日アクセス）
10) 内閣府防災担当：避難所運営ガイドライン（令和4年4月改定）42-43.
    https://www.bousai.go.jp/taisaku/hinanjo/pdf/2204hinanjo_guideline.pdf（2024年12月15日アクセス）
11) 内閣官房：国土強靱化基本計画の変更について（令和5年7月28日閣議決定）
    https://www.cas.go.jp/jp/seisaku/kokudo_kyoujinka/pdf/kk-honbun-r057028.pdf（2024年12月15日アクセス）
12) 長野県危機管理部：避難所の環境向上に関する実務者検討会中間報告書（令和3年1月）.
    https://www.pref.nagano.lg.jp/bosai/kurashi/shobo/bosai/bosai/documents/chuukanhoukoku1.pdf（2024年12月15日アクセス）
13) 群馬県：災害時における避難の基本的考え方―群馬県避難ビジョン（令和3年3月）：12-14.
    https://www.pref.gunma.jp/uploaded/attachment/20061.pdf（2024年12月15日アクセス）
14) 塩崎賢明：イタリアの震災復興から学ぶもの. 災害復興研究 10: 105-124, 2018

① 日本老年医学会：高齢者災害医療支援

　昨今，自然災害の激甚化や高齢社会の進展により，災害における高齢者の被害が深刻化している．高齢者は，災害による物理的，精神的，社会的ダメージに対し，若年成人に比べ著しく脆弱である．東日本大震災においては，被災地における高齢化率がより進んでいたこともあり，被害者における高齢者の占める割合が阪神・淡路大震災に比しより高いものであった（**図 4-28**）．

　令和 6 年能登半島地震において，日本老年医学会は，高齢者が多い被災地域における医療体制の脆弱性を踏まえ，迅速かつ効果的に対応を行った．本件を通して，災害時における日本老年医学会の活動を紹介する．

1）災害支援体制の迅速な構築

　地震発生直後，日本老年医学会は災害対策委員会を緊急招集し，災害支援体制を構築した．被災地への義援金，医師派遣，医療情報の共有，高齢者支援に関するガイドライン策定などについての議論を行った．

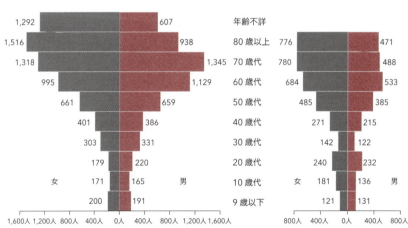

図 4-28　東日本大震災と阪神・淡路大震災の男女別年齢別死者数
東日本大震災：警察庁資料から内閣府作成．平成 23 年 4 月 11 日現在，検視等を終えている者を掲載（性別不詳 128 人は図から省略）．阪神・淡路大震災：兵庫県資料（性別不詳 9 人は図から省略）
〔社会実情データ図録（平成 23 年版防災白書）
https://honkawa2.sakura.ne.jp/4363f.html より作成〕

2) 被災地での医療

　日本老年医学会に所属する金沢医科大学医学部高齢医学科の森本茂人教授，大黒正志教授等は，県職員等と協働し，備蓄されていた『日本老年医学会 一般救護者用災害時高齢者医療マニュアル』約4,000部を，県庁災害対策本部に送付し，DMAT，JMAT等，各医療チームを通じ，石川県の各避難所298か所に配布した。

　本マニュアルは，東日本大震災における被災高齢者の医療の厳しい状況を踏まえ，災害時での高齢者医療の参考になるべく開発されたもので，「避難所での高齢者の重要な疾患の特徴と予防法」「高齢者急性疾患の症候」「高齢者で注意を要する症状」が簡潔に示されている。

　発災から11日目（1月11日）の金沢医大からの報告によると，「病院入院例，要介護高齢者，妊婦など災害時要配慮者は，金沢市など広く石川県各市町に移送している段階で，病院入院例の搬送が終わりつつある」「金沢医科大学病院，公立穴水総合病院などでは，多くの入院患者を受け入れてほぼ満床状態である」[1] ということであった。広域搬送を行うことで迅速に移送が進む一方で，受け入れ先の病院がすぐに満床になる現状がみられた。また，「広域避難し生活機能が低下した要介護高齢者においては，できるだけ今までと同じような介護予防事業が継続できるよう県の広域連合からも号令をかけていた」[1] という報告からは，要介護高齢者に対するサービスができるだけ途切れないようにするためには，県全体での連携が必要であることがわかった。

　さらに，発災2週間目，公立穴水総合病院中橋毅医師からは，「外来は基本的に薬の処方のみとし，専門診療科としての外来は行っておらず，そのため有症状者はERでDMATと一緒に診察している」「付属の診療所はしばらく休診。先週から感染症の指数関数的増加がみられ，高齢者の多いこの地域では中等症以上の患者の発生が予想されることから，それに対応できる病院の体制も整えておく必要がある」などの報告がなされた[2]。可能な限り，診療を続けようとしつつも，高齢者医療に対する不安や課題がなかなか解消されない様子がうかがえた。

3) 医療情報の共有と情報発信

　日本老年医学会は，学会ホームページにて「令和6年1月石川県能登地

方を震源とする地震への高齢者支援」[3] を公開した。また，被災地において健康を確保するため，『高齢者災害時医療ガイドライン第2版』および『一般救護者用災害時高齢者医療マニュアル』を掲出した。

地震発生直後から，混乱の中で正確な情報を入手することが困難な状況が続いたため，本学会は，学会ホームページやSNSを通じて，被災者向けの医療情報を迅速かつ正確に発信し続けている。具体的には，避難所における医療体制，高齢者の健康管理に関するアドバイス，被災者向けの医療機関リストなどを公開し，学会員向けのメールマガジンを通じて，災害医療に関する最新情報を提供した。

4）支援金の公募とそれによる支援

日本老年医学会では，被災地域の高齢者が抱える諸問題を解決するための活動の支援，ならびに老年科専門研修施設の復興を援助するための募金を行った。支援金の目的・使途は被災高齢者の抱える諸問題の解決と老年科専門研修施設の復興援助である。

5）今後の課題と展望

令和6年能登半島地震の経験を踏まえ，日本老年医学会は災害医療体制のさらなる強化に取り組んでいる。具体的には，DMATへの高齢者医療の啓発，災害医療に関する研修プログラムの拡充，災害時の高齢者支援に関する研究推進などを進めている。また，他の学会や団体との連携を強化し，より効果的な災害支援体制を構築していくことを目指している。

（古川勝敏）

引用文献

1) 日本老年医学会：2024年1月11日　金沢医科大学 森本茂人先生
https://www.jpn-geriat-soc.or.jp/saigaisien/20240111_01.html（2024年12月15日　アクセス）
2) 日本老年医学会：2024年1月14日　公立穴水総合病院 中橋毅先生
https://www.jpn-geriat-soc.or.jp/saigaisien/20240114_01.html（2024年12月15日　アクセス）
3) 日本老年医学会：令和6年1月　石川県能登地方を震源とする地震への高齢者支援
https://www.jpn-geriat-soc.or.jp/saigaisien/20240220_01.html（2024年12月15日　アクセス）

Ⓙ 日本プライマリ・ケア連合学会(PCAT)

1) 日本プライマリ・ケア連合学会について

　日本プライマリ・ケア連合学会は,日本プライマリ・ケア学会,日本家庭医療学会および日本総合診療医学会の三学会が,国民や医療界に「総合医・家庭医の役割」の重要性を認識してもらうことを目的に,2010年4月1日に合併して誕生した学会である。医師だけではなく,薬剤師,看護師といった多くの職種で構成されており,設立時に策定した「人々が健康な生活を営むことができるように,地域住民とのつながりを大切にした,継続的で包括的な保健・医療・福祉の実践及び学術活動を行う」という趣旨を踏まえ,プライマリ・ケア診療の普及と質向上支援,臨床研究や国際活動を中核とした学術的な発信,プライマリ・ケア領域の専門職の養成とキャリア支援を3つの柱とした学会活動を展開している。

2) PCAT立ち上げ

　これまで,本学会は災害支援活動はもとより,災害に関する平時からの取り組みについても十分とは言えなかった。しかし,2011年3月11日に発生した東日本大震災の甚大な被害と原子力発電所事故により,これまでの緊急時の短期的な災害支援では対応しきれない状況であったことから,学会内に東日本大震災支援プロジェクト対策本部を立ち上げ,チーム名を「Primary Care for All Team（PCAT）」とした。3月17日,PCATは調査と支援活動のため医師団を被災地に派遣し,支援活動を開始するため,岩手県藤沢町,宮城県涌谷町,福島県天栄村の3つの拠点を確保した。

　この震災では,医療のみならず,介護,福祉関連の被害も大きく,地域包括ケアそのものの機能が失われた地域も数多く見受けられた。本学会の会員は,平時より地域包括ケアの第一線で活動している者がほとんどであり,そのような状況下にあってPCATが「近接性・包括性・協調性・継続性・責任性」という,プライマリ・ケアの原則を活かし,地域のかかりつけ医機能や在宅医療,訪問看護や訪問リハビリ等,地域包括ケアの担う機能の復旧,復興に向けた支援を行っていくことを理事会決定した。

3) 東日本大震災における気仙沼市での活動

　震災直後，PCATとして支援活動を開始するため，直ちに医師や薬剤師などを気仙沼市に派遣した。当初は，救護所での医療活動が中心であったが，発災後数日を経過した頃から，高齢者や介護を要する避難者のなかに，最初は比較的健康であったにもかかわらず体調に変化が現れる人が出始めた。たとえば，介護用ベッドから，混み合った体育館で雑魚寝をするという生活への変化により褥瘡が悪化したり，嚥下障害があるにもかかわらず，支給される菓子パンを食べるしかないために誤嚥性肺炎を発症する高齢者が多くみられるようになった。また，避難所にいる高齢者ばかりでなく，在宅医療を受けている被災者も状況は同じであった。もともと気仙沼市には訪問診療を行う医師は少数しかおらず，本来在宅医療を行うべき患者も，家族によって診療所に連れてこられるケースが多かった。しかし，地震によって家族を失った被災者は，自宅に留まるしかなかった。この状況は，行政機関も含めた支援者によっても，すぐに把握することはできなかった。

　PCATは，他の組織や市の職員と協力し，孤立した高齢者や介護を必要とする被災者の調査のため，市内各地を戸別訪問した。これによって，約20名の要介護者を確認することができた。その後，要介護者に新たな在宅医療による支援を行うため「気仙沼巡回療養支援隊」に参加した。はじめは，支援が必要な自宅被災者がどこにいるのかについての情報が全くなかったが，ボランティアや行政職員の努力により，患者リストの名前は次第に増加していった。結果，70名以上の患者に訪問診療を行った。本学会からは，気仙沼巡回療養支援隊の活動を支援するために，医師以外にも，歯科医師・看護師・薬剤師・管理栄養士・理学療法士・鍼灸マッサージ師などを派遣した。

　発災直後は，後方病院や医療施設も被害が大きく，重篤患者も自宅でケアするしか方法がないケースも少なくなかった。しかしながら，時間の経過とともに状況は徐々に改善された。夏頃には，患者を地元の医療機関に紹介し始め，8月31日には気仙沼巡回療養支援隊を解散することができた。結果として，在宅患者数は大震災以前に比べると大幅に増えることとなった。しかしながら，地元の医師たちは，在宅医療に対してより積極的になり，新たな地域包括ケアの形として，徐々に復旧，復興が進むこととなった。

4) 平成 28 年熊本地震での活動

2016 年 4 月 14 日に発災した熊本地震においても，益城町や南阿蘇村など甚大な被害を受けた地域があり，救護所や被災した病院などへの支援のみならず，高齢者や要介護者など社会的弱者へのケアや地域包括ケアシステムの復旧，保健師をはじめとした行政職員への支援が必要であることが急性期から示唆された。そのような状況のなか，益城町から依頼があり，迅速な対応が必要と判断し，5 月 8 日より PCAT の支援が開始された。

支援開始当時は，すでに救護所の支援は充足していた。一方，被害が甚大だった益城町で課題になっていたのが，地域包括ケアシステムの再構築であった。特に行政への保健・医療・福祉面での専門家からの助言というニーズが高まっていた。例としては，福祉避難所への移動対象者の選定である。単に介護度だけでなく，医療の必要度であったり，介護できる家族の状況に応じた福祉避難所への移動対象者の順位づけが必要であった。これは，保健師のみでの対応は困難であり，日頃から在宅医療や地域包括ケアに従事している本学会の「総合診療医」の協力は有益であると思われた。また，東日本大震災での活動と同様に，避難所に来ていない在宅避難者に対するケアについても重要な課題となり，支援を行った。

これらの活動を行うなかで，新たな課題にも直面することになった。例えば，地元保健師の負担の問題である。あらゆる情報や現場での問題が数少ない保健師に集中してしまうために，保健師の疲弊がかなり大きくなっていた。本来であれば，他県などの保健所職員によるサポートや，郡市医師会などがコーディネーターとして指揮を執るべきであるが，自施設の復旧や膨大な他の業務を抱え込んでおり，対応は困難な状況であった。益城町町長や郡市医師会会長とも相談し，PCAT は保健師をサポートし，諸問題解決への助言などの支援を行った。

5) PCAT のこれから

これまでの PCAT 活動は発災後，臨時に取り組んできたものであり，支援活動の終了とともに解散していた。高確率で発生が予測されている将来起こりうる災害に備え，その都度組織するのではなく，本学会内に常設の災害支援組織を設立することを理事会にて決定し，災害医療システム委員会にて現在諸規則の整備，研修プログラムの構築を始めた。

PCAT という略称は継続するが，「Primary Care Assistance Team」と改称し，新たに構築した研修会を開催することで，発災後の支援活動時の人材育成，確保を始めたところである。

発災時には，県庁保健医療福祉調整本部におけるリエゾン活動と，公的医療機関以外の小規模医療福祉関連機関への支援という2つを柱として活動する方針としている。

これらの活動のため，平時の人材育成，確保に加え，都道府県庁や医師会，各種医療機関，災害関連学会・団体等との関係構築，本学会会員医療機関による県内・ブロック支部内完結型の支援計画を行い，2026年度から学会として実支援活動が可能となるよう準備を進めている。

（大橋博樹）

参考文献

- 内閣府災害時要援護者の避難対策に関する検討会：災害時要援護者の避難支援ガイドライン（改訂版）
  http://www.bousai.go.jp/3oukyutaisaku/youengosya/index.html（2024年12月15日アクセス）
- 國井修 編：災害時の公衆衛生. 南山堂. 2012
- The Sphere Project 編，難民支援協会 訳：スフィアハンドブック 人道憲章と人道対応に関する最低基準. 2018
  https://jqan.info/wpJQ/wp-content/uploads/2020/04/spherehandbook2018_jpn_web_April2020.pdf（2024年12月15日アクセス）
- 日本公衆衛生協会 分担事業者，宮崎美砂子：平成24年度地域保健総合推進事業「被災地への保健師の派遣の在り方に関する検討会」報告書. 2013
  http://www.jpha.or.jp/sub/pdf/menu04_2_h24_01.pdf（2024年12月15日アクセス）
- 石井恵理子，内藤一浩，保田優子，他：地域包括ケアシステムと災害対策－福祉避難所を実効性のあるものに. 第54回千葉県公衆衛生学会，2016
- 日本公衆衛生協会，全国保健師長会：平成24年度地域保健総合推進事業「大規模災害における保健師の活動マニュアル」. 2013
  http://www.jpha.or.jp/sub/pdf/menu04_2_h25_01.pdf（2024年12月15日アクセス）
- 公益財団法人日本医師会，四病院団体協議会：災害医療を国家として統合するための提言. 2017
- 日本在宅ケアアライアンス：地域包括ケアと災害 報告書. 2017

Ⓚ 災害派遣柔道整復チーム(DJAT)

1）組織体制と役割・機能

東日本大震災を通じて得られた経験から災害現場で柔道整復師の力を活かすことを目的として，日本柔道整復師会[※1]は2014年に，災害派遣柔道整復チーム（Disaster Judotherapist Assistance Team；DJAT）を編成した。

DJATは47都道府県柔道整復師会（以下，各県柔整会）の災害担当が主となり，各都道府県DJATメンバー（以下，各県DJAT）を編成・登録管理している。発災時，各県柔整会ではDJAT登録者に協力要請し，チームを編成し，被災地および周辺地区では現地活動可能な各県DJATとして活動するための指示を出す。日本柔道整復師会は災害対策本部の指揮系統のトップとして，意思決定機関的役割を果たす。具体的には，事前に各県柔整会の災害担当や担当役員を中心に登録した安否確認ツール（トヨクモ）を用いた情報収集ののち，活動内容を決定し，被災地または近隣で活動可能なDJATによる支援活動を依頼・指揮する。被災地状況に応じては日本柔道整復師会の災害担当メンバーを被災地に派遣し，各県DJATと連携してその実働にあたる（図4-29）。現在は全国を北ブロックは北海道から岩手・福島まで，中ブロックは新潟・群馬・茨城から滋賀・三重まで，南ブロックは京都・奈良から沖縄までに分け，広域災害が発生した場合はブロック単位で活動できるような体制を整えている。

DJATメンバーは，多職種連携を想定した実働および連携に関する災害訓練として，各都道府県で実施される県防災訓練や大規模災害想定研修等に参加している。災害に関する教育的研修としては，国際医療技術財団（Japan International Medical Technology Foundation；JIMTEF），日本災害医学会，2020年度より発足した日本柔整災害協議会などの団体が実施する各種研修受講をDJAT登録時の推奨条件としている。現在は主に避難所での災害救護活動に関する研修が主になっている。

[※1] 日本柔道整復師会は，各都道府県柔道整復師会の上位機関で，国内47都道府県から選ばれた理事により組織されており，2024年3月31日現在，全国に13,686名の会員がいる。

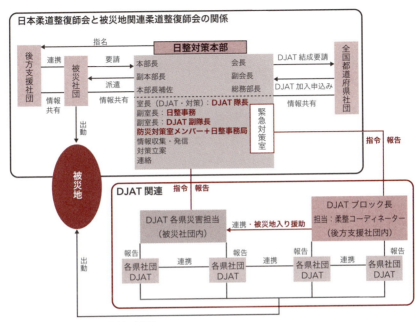

図 4-29　DJAT 組織体制の概要

2）平成 28 年熊本地震の DJAT の実績[1,2]

　2016 年 4 月 14 日に発生した前震から DJAT は熊本市の災害医療班の会議に参加し，その後，熊本市と熊本県の保健医療福祉調整本部の会議への参加を経て，避難所での救護活動を行った。医療調整会議から依頼された益城町総合体育館に設置された避難所では，日赤救護班とともに，熊本県と佐賀県の合同 DJAT メンバーによる災害支援を実施した。同避難所は，前震発生 2 日後に発生した本震でも被災した。現地で活動をしていた DJAT メンバーは自らも被災しつつ日赤救護班と協働し，鎖骨骨折や肋骨骨折などのケガ処置に対応した。その後も，グランメッセ熊本にてエコノミークラス症候群対応として，DMAT と連携して車中泊している被災者の車 1 台ずつに声かけし，希望者に弾性ストッキングの提供や，水分摂取や車外での体操の励行指導などの被災者救護活動を支援する傍ら，別働隊は保健師と連携をとり当時救護活動が遅れていた地域の避難所支援を行った。

　本地震では熊本県内 8 地域 73 か所の避難所等施設で総数 648 名の柔道整復師が，5,539 名の被災者に対して救護活動を行い，本震災の発災後約 2 か

月の救護活動の一端を担うことができた。活動期間の後半では日赤からの依頼で，長期間の被災後業務で心身ともに疲弊していた西原村役場職員に対して身体ケアの施術を実施した。本活動を通じて，避難所内で支援者支援も並行して行えたことで円滑な避難所運営に寄与できた。

3) 平成30年北海道胆振東部地震のDJATの実績[3]

　2018年9月6日に発災した北海道胆振東部地震では，北海道柔道整復師会DJATメンバーが当時作成中だった柔道整復師による災害対応マニュアルを初めて運用して救護活動を実施した。本災害では発災後すぐに北海道DJATメンバーが道庁の医療調整会議に参加し，参集したDMATとともにEMISに登録し，避難所に入った。厚真地区周辺の避難所を巡回しつつ主にケガや急な運動器症状に対応する傍ら，DMAT，DPATや北海道薬剤師会と連携して被災者を他職種や行政につなげることができた。

　本活動で運用した医療救護活動マニュアルは，DJATが被災地で実働するうえでの本部運営の役割分担を明確にするために重要な役割を果たした。また，各地域活動マニュアルは実施に必要な書類の書式を統一し，全国どこの柔道整復師会が使用しても齟齬なく共通認識ができるように作成した。現在そのマニュアルを「地域防災計画に基づく柔道整復師医療救護活動の行動要領（医療救護活動マニュアル）」として再編し，各県DJATで運用できるように進めている。

4) 令和6年能登半島地震のDJATの実績[4]

　2024年1月1日に石川県を中心とした北陸で発生した能登半島地震では，日本柔道整復師会災害対策室（以下，日整災対室）と石川県柔道整復師会DJATメンバーがともにJMAT，DMATと連携しながら活動することができた。発災直後，日整災対室メンバー2名が石川県保健医療福祉調整本部にて情報収集を行った。DMATや石川県JMATと立ち上げたばかりの避難所のニーズ調査の必要性があり，すぐに調査を開始した。特に1.5次，2次避難所は初期の立ち上げ時期で，ニーズ等の把握ができていない避難所で調査を実施し，併せて避難者のケガ対応も行った。2024年1月14日から3月31日の77日間で29日間，石川県内延べ122か所の避難所のニーズ調査を行い，246名（合計460部位）に対して応急処置などを実施し，必要な患者を

他職種に引き継いだ。

5) 日本柔道整復師会災害対策室（日整災対室）の活動

上記災害で蓄積してきた DJAT メンバーによる災害現場での good practice の経験を全国でも活用することを目的に，2022 年 7 月から日整災対室を設置した。日整災対室では柔道整復師による災害医療・救護をさらに全国レベルで情報共有・実践するため，DJAT や各県柔整会による全国的な災害に対する組織力強化を進め，能登半島地震では具体的にそのシステムで実働できた。

日本柔道整復師会は災害対策本部の住所が東京都にあるため南海トラフ地震のような広域大規模災害が発生した場合，首都圏で被害が生じると機能しない可能性がある。そのため，首都圏を含んだ災害が発災した時に備え，本部の機能移転も想定し，被災中心地から遠隔のブロックの DJAT メンバーによる災害本部としての実働や情報提供支援活動ができる体制を整えている。

6) DJAT が目指すもの

平時，柔道整復師は「ケガの施術（治療）」のスペシャリストであるが，医療・介護施設等で医療から介護まで幅広い業務にかかわり，多くの情報を収集する役割も果たしている。幅広い分野で活かされている技術と情報収集能力は，医療資源が限られた災害現場において，軽症患者の対応・重症外傷のトリアージ，医師・看護師を中心とした医療資源の適正運用，ケアマネジャー等を中心とした介護との連携，災害時にかかわるその他の医療職種や行政機関との連携をより円滑に進めるために役立てられる。これまでの経験や知見と柔道の精神にある「精力善用・自他共栄」を根幹に，DJAT メンバーは「災害現場での潤滑油」の役割を果たすことができると考える。

多数の外傷患者が生じうる自然災害にこそ多職種連携が求められ，すべての職種が協力しての災害対策活動を行う必要がある。われわれは被災地という過酷な環境で，かかわるすべての人が幸せに生きられる道を，すべての職種とともに目指していきたい。

（森 倫範）

引用文献

1) 森川伸治：熊本県熊本地方を震源とする地震．日整広報誌「Feel ！ GO ！」238：14-15, 2016.
2) 相馬太志：熊本地震における公益社団法人熊本県柔道整復師会の活動報告．日災医会誌 21(3)：476, 2017.
3) 塩見猛：北海道胆振東部地震での北海道 DJAT 医療救護活動．日整広報誌「Feel ！ GO ！」248：27, 2019.
4) 二ッ谷剛彦：令和 6 年能登半島地震の報告，日整広報誌「Feel ！ GO ！」268：32-35, 2024.

Ⓛ 災害支援鍼灸マッサージ合同委員会(DSAM)

　ひとたび大きな災害が発生すれば，被災者は避難所での生活を余儀なくされる。その場合，周囲の環境が激変し，日常とは違った生活を強いられ，しばしばコミュニティの崩壊により社会参加活動も制限されてしまう。このような環境では，避難者が心身ともに不調となることが少なくなく，災害時要配慮者，特に高齢者や障害者はいとも簡単に健康を損ない，「生活不活発病」と呼ばれる状態になりやすく，そこから災害関連死につながっていくことが過去の事例から指摘されている[1]。

　このような状況下において，「生活不活発病」などの予防にADLの改善や疼痛緩和を得意とする鍼灸マッサージ施術が有効であり，過去の災害においても，避難所等であん摩マッサージ指圧師・はり師・きゅう師（以下，鍼灸マッサージ師）が活躍した例が多くみられたが，業界団体が共同で他の医療系団体と連携して支援活動を行うようになったのは平成28年熊本地震以降であるといえる。

1) 熊本地震での活動

　2016年4月16日，熊本地震本震の発生後，鍼灸マッサージ師による被災者ケア活動を行うための準備として，19日に日本鍼灸師会（以下，日鍼会）の先遣隊が現地入りし，DMAT活動拠点本部である熊本赤十字病院での早朝ミーティングに参加した。熊本市での活動を円滑に行うため，22日には県庁救護調整本部にて日鍼会と全日本鍼灸マッサージ師会（以下，全鍼師会）は合同チームとして救護班登録を行った。今思えば，この合同チームが後述の「災害支援鍼灸マッサージ師合同委員会（Disaster Support Acupuncture Masseur Joint Committee；DSAM）」の原型となるものであったといえる。合同チームの活動は主に①西部公民館拠点施術所における鍼灸マッサージ，②市立総合体育館拠点施術所における鍼灸マッサージ，③熊本市各区避難所を巡回し鍼灸マッサージ，④熊本市以外の市町村に派遣され鍼灸マッサージを提供の4つで，①③の活動については5月8日でいったん終了した。

　その後，避難所から仮設住宅に被災者が移り始め，各自治体ではそれぞれ地域支え合いセンターが開設され，仮設住宅の自治組織作りが行われた。鍼

灸マッサージ師会合同チームは，いったん終了していた支援活動を12月17日から再開し，月2〜4日のペースで西原村・益城町の仮設団地交流センター「みんなの家」においてケア活動を2017年3月まで継続した。

　熊本地震に対する支援活動の主な成果は，①日鍼会と全鍼師会が合同で活動できたこと（それにより鍼灸マッサージの団体の窓口が1つになった），②急性期〜亜急性期での鍼灸マッサージが有効であることが確認できたこと，③鍼灸マッサージの有効性から医療連携がとれることが確認できたことなどがあげられる。

2）熊本地震以降の活動

　平成29（2017）年九州北部豪雨では，福岡県朝倉市および東峰村にて，被災者や支援者に対して延べ30日間鍼灸マッサージ施術による健康支援活動を行った。

　その翌年に西日本を中心に発生した平成30（2018）年7月豪雨では，被災地が広範囲であったにもかかわらず，地元鍼灸師会，鍼灸マッサージ師会を中心に岡山県，広島県，愛媛県などで急性期から組織的な健康支援活動を行うことができた。

3）令和6年能登半島地震での活動と支援者支援の意義

　2024年1月1日に発生した能登半島地震に対し，DSAMでは，1月8日より先遣隊3名を現地に派遣し，石川県庁のDMAT調整本部内にDSAM現地調整本部を立ち上げた。1月9日より，石川県鍼灸マッサージ師会，石川県鍼灸師会の協力のもと，県庁内の一室で，各医療チーム隊員や行政職員，自衛隊員，消防職員を対象とした健康支援活動を開始した。

　その後，1.5次避難所として整備された「いしかわ総合スポーツセンター」内に臨時施術所を開設し，1月14日から避難者に対する鍼灸マッサージの施術を始めた。週1回のペースで計12回実施し，延べ94名の施術者が参加し，延べ352名に施術を行った。DSAMとしての活動は3月31日で終了し，地元鍼灸師会，鍼灸マッサージ師会が引き継ぐこととなった。

　1月21日には厚労省DMATの協力のもと，委員1名を珠洲市役所へ派遣し，DMAT医務室内で職員を対象とした健康支援活動を行った。その後，珠洲市役所での活動は4月28日までに計17回実施した。また，同様の職

員等に対する健康支援活動は輪島市役所でも2月18日から計7回実施し，延べ19名が参加し，78名が受療した。そのほか，珠洲市の特養老人ホームでも職員の健康支援活動を計4回行った。

今回の珠洲市役所での例をあげると，元旦の発災以来，連日泊まり込みで勤務する職員も多く，ライフライン復旧の遅れも相まって，職員の心身の疲労がピークに達していたタイミングでの支援活動ができたと考えている。

被災地の行政やその他の職員は，自らが被災者であるにもかかわらず，現地の復旧・復興のために尽力せねばならず，活動が長期化すれば自身の健康に重大な影響を及ぼすことも懸念される。被災地の復旧・復興の観点からも，避難者を支える支援者への健康支援活動にも注力すべきである。

4) DSAMの立ち上げ

阪神・淡路大震災，東日本大震災においては，多くの鍼灸マッサージ師がケア・ボランティアとして被災者の健康被害防止のために大変有益なケア活動を行ったが，個人や各団体がそれぞれバラバラの活動となり，それらの活動の報告の集約もなく十分な評価には至らなかった。

東日本大震災後，国際医療技術財団（JIMTEF）が主催する「医療関連職種対象災害医療研修」の開始を契機に，日鍼会と全鍼師会において災害対応担当部署が設置された。JIMTEFは「JIMTEF医療関連職種団体協議会」[※1]にて構成され，同研修は大規模災害時において多職種連携による災害医療活動を円滑に行うことを目標にカリキュラムが組まれている。鍼灸マッサージ師はこれまでの研修で受講者数全体の約20％を占めており，災害支援活動に意欲的な鍼灸マッサージ師が多いことを示している。

そのなかで，DMATをはじめ他の医療職種から，鍼灸マッサージ師の窓口が2つに分かれていることに不便さを感じるという指摘を受け，また，熊本地震から両師会合同チームを結成し災害支援活動を行った経緯から，2018年12月，日鍼会危機管理委員会と全鍼師会災害対策委員会が合同で「災害支援鍼灸マッサージ師合同委員会（DSAM）」を正式に立ち上げた。

※1　JIMTEF医療関連職種団体協議会は20近くの医療系団体からなっており，多職種連携が実践されている。

5) 鍼灸マッサージ師の有用性と DSAM の役割

被災地における鍼灸マッサージ師の有用性について，以下の3つにまとめる。

①タッチング・ケアという側面：被災者が心を開きやすい。心のケアにつながる。

②医薬品を必要としない：医療資源が限られた現場でもケアが可能。

③幅広い愁訴に対応：運動器疾患以外の愁訴に対応できる技術。

このように鍼灸マッサージ師が行うプリミティブな施術は，災害という「非日常」の環境に対し，とても相性がよいように思える。しかしながら，鍼灸マッサージは，日本型保険医療システムの外縁に位置し，受療率も低く，市民権を得ているとはいえない。また，災害現場で鍼灸マッサージ師に何ができるのか，あまり知られていないのが現状である。

これらのことを踏まえ DSAM では，日本災害医学会などにおいて，鍼灸マッサージ師による災害支援活動について演題発表を行い，他の医療職や行政に，被災地での鍼灸マッサージ師の活動や有用性に理解を深めてもらうように努めている。

また，「DSAM 災害支援鍼灸マッサージ師合同育成講習会」を毎年開催し，災害医療の基本を理解し，多職種連携を行うことができる人材育成に力を注ぎ，発災時の派遣体制の構築にも取り組んでいる。

（矢津田善仁・仲嶋隆史）

文献

1) 内閣府防災担当：災害関連死への対応について．平成 24 年 5 月 11 日
https://www.reconstruction.go.jp/topics/8.teisyutusiryou2.pdf（2024 年 12 月 15 日アクセス）

第5章 救護所・病院・避難所における多職種連携の実際

1 救護所における取り組み

1）救護所の機能

　病院建物は，大正年間の関東大震災の教訓により耐火技術が，阪神・淡路大震災の教訓により耐震化や免震化が進み，地震災害時に多くの病院が倒壊を免れ機能を維持できるようになってきている。しかし，災害が生じると，ケガを負った者や，内因系疾患の問題を抱える人々は，情動で医療機関を目指す。結果として医療機関は傷病者であふれかねない。医療機関の負荷を軽減するために，救護所の開設は重要である。救護所は仮設の医療施設であるため，開設には医療従事者の参集，必要医療資機材の設置が不可欠である。速やかな開設には，多職種の密な連携と平時からの備えが必要である。

　救護所の業務フローは，受付→トリアージ→診察→応急処置→処方→調剤→投薬の流れである（図5-1）。この機能をもれなく効率よく成立させるには，医師，看護師，薬剤師だけでなく，柔道整復師や救急救命士などの医療従事者に加えて事務職（業務調整員）の協力が必要であり，開設にあたっては地元の行政機関との協働が求められる。

2）多職種連携の好事例と平時からの準備

　平時に行っていないことを，いざ災害時に実施して良好な結果を生み出すことは困難なため多職種・他組織で連携体制を構築しておくことが必要である。平時から多職種連携を構築して醸成する好事例を実災害対応を含めて2つ示す。

a. 東京都墨田区

　墨田区医師会が中心となり，歯科医師会・薬剤師会・柔道整復師会・訪問看護ステーション・保健所の災害担当者が一堂に会する会議体（救急災害医

療委員会)を定例開催して,連携体制を構築している。

全医療従事者対象にトリアージ技術を学ぶトリアージ講習会,無線通信やクロノロジーの記載やEMIS(広域災害救急医療情報システム)の入力・閲覧方法などを学ぶロジスティックス講習会,医療救護所での縫合処置や捻挫・骨折に対する固定法などを学ぶファーストエイド講習会を定期開催して,技能の向上に努めている。

実動訓練として年2回救護所の開設運営訓練を実施している。トリアージは主に歯科医師が担当し,医師は全体管理と医療処置に特化し,処置は柔道整復師や訪問看護ステーションの看護師と連携し,調剤と投薬は薬剤師が担当し,全体の事務的管理や通信は行政職員が担当している。

b. 東京都葛飾区

葛飾区では保健医療福祉調整本部に,医師会・歯科医師会・薬剤師会の各師会の災害コーディネーターに加えて,柔道整復師会・救急救命士・看護師のリーダーを選出して本部要員として連携体制を構築している。災害時の傷病者搬送手段として区内の病院が保有している7台の病院救急車を確保しており,救急救命士が統合運用する仕組みは,新たな多職種連携の一例として特筆すべきものである。

実動訓練は,救護所だけでなく避難所とも連携しており,JDA-DATや医療系NPOとも連携している。

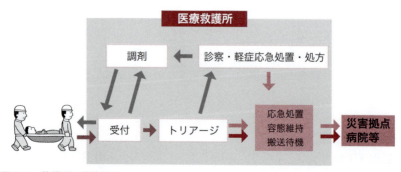

図5-1　救護所の業務フロー

3）多職種連携の例

　最近では災害支援活動のトレーニングの場においても多職種連携が進んでいる。例として DMAT，日赤救護班，JMAT，AMAT，災害支援ナースが参加して実施された訓練がある。当該訓練は，被災地に仮設の救護所を設営するもので，DMAT が指揮調整を担い，受付された傷病者は日赤救護班が開設した dERU（国内型緊急対応ユニット）を使用して一般診療を行い，受付で感染症対応が必要とトリアージされた傷病者に AMAT と災害支援ナースが感染症に配慮した診療を実施するというものであった。COVID-19 パンデミックの遠隔診療の経験を生かして，AMAT が担当した発疹を伴う発熱患者に対して，ビデオ通信機器を用いて遠隔地にいる JMAT 医師に助言を求め，的確な感染管理および処方治療につなげる訓練を行った。

4）被災地内で他組織連携できた実例

　令和 6（2024）年能登半島地震では，発災後早期には道路状況と降雪などの影響により，重装備の保健医療活動チームしか被災地内にアクセスできなかった。病院救急車を擁した AMAT が病院支援に入り，DMAT と協働して発熱外来や救急外来を担当して病院支援を行った。さらには避難所のスクリーニングおよび避難所に医療救護所を開設して医療支援を展開し，日赤救護班や後続の JMAT に業務を引き継いだ。

（大桃丈知）

166　第5章　救護所・病院・避難所における多職種連携の実際

② 病院支援における取り組み

1）災害時の病院支援活動

　被災した病院においては，はじめに自病院の被災状況を把握するために災害対策本部を設置して，速やかに発災後の対応を決定する必要がある。しかし，災害対応に精通している病院は多くなく，大半の病院は災害への備えも十分ではない。そのため被災した病院では，時に災害対応に混乱を生じており，適切な支援が実施されないと，入院患者への診療継続が困難となり，防ぎえた災害死（PDD）の原因になりかねない。

　そのような状況を避けるために，都道府県および被災地域に保健医療福祉調整本部を設置して災害医療支援体制を確立し，被災地域の医療機関や社会福祉施設の情報を整理・分析し，優先順位に従って必要な支援を計画，実施しなければならない。DMATとDMATロジスティックチームは被災地の医療福祉提供体制を支えるために，発災初期から医療福祉支援活動チームや医療福祉以外の担当部局と連携し，被災地域のCSCA[※1]確立を支援する。そして整理・分析された情報をもとに，必要な支援を実施する。具体的には，

- 緊急で避難する必要がある病院の病院避難支援
- 入院患者の診療継続のための物資補給支援
- 物資補給支援を実施しても診療継続が困難な場合には，入院患者の転院搬送支援，人的診療業務支援

などである。さらに亜急性期以降は，病院の復興支援も必要となる。

2）DMATによる病院支援の概要

　EMIS（広域災害救急医療情報システム）を活用したり，被災している可能性がある医療機関にDMATを派遣することにより被害状況を把握する。そして，この情報をもとに，被災医療機関・施設に対して，「被災病院の評価ステップと行動確定」（**表5-1**）と「病院行動評価群」（**図5-2**）に従って対応を決定する[1)]。つまり，Step 1：「場の安全」が確保できるか，Step 2：24時間，患者の生命が維持できるか，Step 3：数日程度，院内の生

[※1]　CSCAとは，Command and Control（指揮・統制），Safety（安全確保），Communication（情報収集伝達），Assessment（評価）のことで，メディカルマネジメントともいわれる。

2 病院支援における取り組み 167

表 5-1　被災病院の評価ステップと行動確定

Step 1（Scene）
　場の安全を評価して病院の行動評価群を決定
Step 2（Survivor）
　患者の生命維持機能に基づいて，病院行動評価群を決定
　　（当面 24 時間の機能で判断）
Step 3（Self）
　衛生・生活機能を評価（資源評価）＋翌日，翌日の状況を推定（将来予測）
　　病院行動評価群を決定
　　物質的資源の評価＋人的資源（職員参集状況）評価
Step 4
　具体的な支援要請

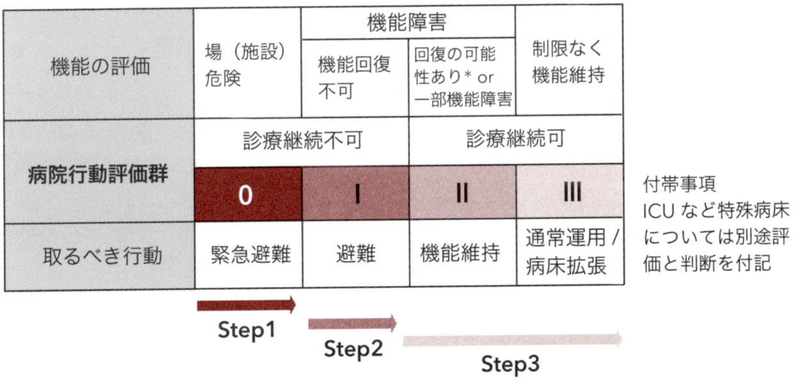

機能の評価	場（施設）危険	機能障害		制限なく機能維持
		機能回復不可	回復の可能性あり* or 一部機能障害	
病院行動評価群	診療継続不可		診療継続可	
	0	**I**	**II**	**III**
取るべき行動	緊急避難	避難	機能維持	通常運用/病床拡張

付帯事項
ICU など特殊病床については別途評価と判断を付記

Step1　Step2　Step3

＊台風・落雷などによる一時的停電など，一定の時間経過により機能回復が
　見込める場合

図 5-2　病院行動評価群
〔阿南英明，近藤久禎，山崎元靖ほか：「病院行動評価群 Ver. 4」による病院の被災状況の評価と対応の標準化，日災医会誌 28（3）：86，2023 より転載〕

活環境が維持できるか，と段階的に現状の機能評価を行う。この評価から病院行動評価群（0：緊急避難～III：通常運用/病床拡張）を決定する。具体的には，倒壊，浸水により場の安全が確保できない場合は，緊急避難（0）となり，人工呼吸器などの生命維持装置の作動に問題がある場合は，病院避難（I）となる。また，燃料，水等の補給があれば診療継続できるのであれば機能維持（II）となり，病院にほとんど被災がなければ通常運用あるいは病床を拡張して新規患者のサージ（押し寄せてくること）に備えることになる

（III）。

　被災病院の機能評価や病院評価群決定のために，院内の CSCA を確立し，資源が制限される状況でダメージコントロール※2 を行いつつ，現状分析と課題の整理を繰り返す。その結果から，大方針（全避難，籠城，通常運用/病床拡張）を決定して対応する。

3）病院支援の具体例

a. 病院避難支援の例

　平成 28（2016）年熊本地震：熊本県内の病院（一般病床 251 床）

　4 月 16 日午前 4 時 14 分，熊本県医療政策課から，入院患者約 200 名が野外避難しているため，搬送調整の依頼があった。本震後，貯水槽の破損と水漏れが見つかり，夜明けを待って，水漏れがない病棟に避難させた。しかし，停電・断水もあり，余震も続いていたため，いったん病院駐車場に避難させ，DMAT の助言を受けて病院長が病院避難を決定した。院内に DMAT 病院支援指揮所を設置して，187 名の患者を DMAT 14 チームで，DMAT 車両，自衛隊車両，消防救急車，民間バスを使って 21 病院に分散転院させた。

b. 物資補給（水）の例

　平成 30（2018）年西日本豪雨：広島県内の病院（病床 323 床，入院透析患者 10 例，外来透析患者 90 例）

　7 月 7 日 12 時，取水場の倒壊により断水した。病院の受水槽容量は 175 t で，通常貯水量 150〜170 t であった。井戸はなく，平常時の水 1 日使用量は約 140 t であったため，通常の使用量を賄うためには毎日受水槽を満杯に給水する必要があった。しかし，それだけの給水は運搬も含め不可能であったため，院内 DMAT の協力のもと，①外来患者の診療制限，緊急手術以外の対応中止などの診療対応の変更，②透析患者の他院への振り分け，透析条件変更，③手指消毒の方法や業者との清掃方法の検討などの感染対策の調整，④使い捨て食器の使用など生活用水制限，を実施した。その結果，水 1 日使用量を 45 t まで節水でき，給水支援を自衛隊に依頼した。

※2　ダメージコントロールとは，発災後，被害を最小限に抑え，業務を継続するために実施する一連の対策のこと。①被害拡大防止，②使用可能な場所の整理，③資源の使用制限や資源に合わせた診療レベルの変更などが含まれる。

c. 物資補給（自家発電燃料）・一部避難搬送支援の例

令和5（2023）年梅雨前線豪雨（福岡大分豪雨）：福岡県内の病院（病床343床，入院透析患者15例）

7月10日，気象庁の雨雲レーダーの情報を受けて，当該病院の幹部が参集し，災害本部を立ち上げた。病院敷地内水位の上昇に伴い，入院患者の垂直避難を決定した。また，安全管理のため一部職員を除いて出勤不要と通知された。敷地内地上に設置された高圧受変電設備（キュービクル）の1/3が浸水し，一部の入院棟が自家発電対応に切り替わった。

同日，福岡県DMAT調整本部からDMATが派遣され，電源・水に対する対応支援を実施した。自家発電燃料供給により病院機能の維持がはかられるものの，排水機能不全により血液透析実施が困難となり，全入院透析患者15名の転院が必要となり，DMATが搬送支援を実施した。また，各種検査機器が浸水で稼働できなくなったが，AMATにより移動CT設備などが導入され機能維持がはかられた。

DMATによる病院支援を継続し，毎朝院内スタッフと会議を開いた。その会議では，現状分析シートを活用して課題を抽出した。その結果を踏まえて，福岡県DMAT調整本部と連携し，担当部局に電気・水の優先復旧を依頼した。

4）病院の平時の備えと発災時の受援

災害時に病院が支援を受ける際，支援側も受援側も円滑に活動できるようになるには，平時からの備えが必要である。言い換えると，実効性のある業務継続計画（BCP）作成が重要である。

まず，自病院の脆弱性を把握し，被災した際に入院患者を守れるかどうかを確認する。そのためにはEMISの医療機関基本情報を入力することが最低限必要なことである。具体的な備えとしては，発災した際の入院病棟の倒壊の可能性，浸水・土砂被害を受ける可能性，電源喪失する可能性，電源喪失しなくとも電気供給の不安定性，酸素供給の不安定性，水供給の不安定性について評価しておかなければならない。そして，入院病棟の倒壊の可能性については病棟の耐震性と地域の想定震度，浸水・土砂被害を受ける可能性についてはハザードマップ，電源喪失する可能性や電気供給の不安定性については自家発電機の設置場所や自家発電燃料の備蓄量，酸素供給の不安定性に

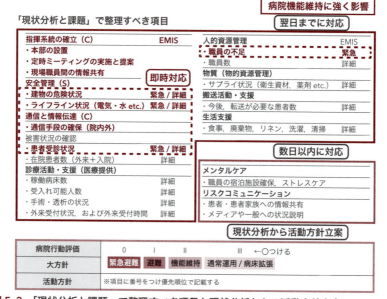

図 5-3 「現状分析と課題」で整理すべき項目と現状分析からの活動方針立案
〔阿南英明,近藤久禎,山崎元靖:「病院行動評価群 Ver. 4」による病院の被災状況の評価と対応の標準化,日災医会誌 28(3):85-88,2023 より作成〕

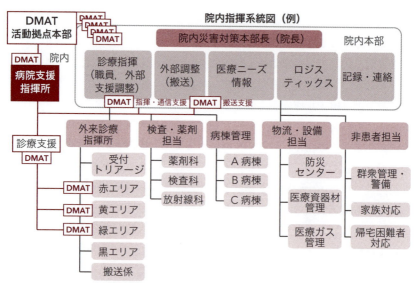

図 5-4 DMAT と被災病院が協働する際の指揮系統例(厚生労働省 DMAT 事務局)

ついては酸素備蓄量や人工呼吸器使用数，水供給の不安定性については備蓄量や貯水槽の設置場所・容量を確認しておく。それらにおける脆弱性があれば，事前に強化しておくことが望ましいが，不可能であれば補給に関する協定の締結，節電・節水計画を立てておく必要がある。

　発災時には，災害対策本部を設置して自病院の被災状況を確認し，**図5-3**にあげる現状分析・活動方針決定のための項目[1]に従って整理し，その情報をEMISで発信する。受援が必要になった場合には，DMATやその他の保健医療活動チームと協働して災害対応にあたる（**図5-4**）。災害対策本部を設置する際の留意点としては，本部要員の参集基準と役割分担の際の所掌の明確化である。特に豪雨災害の際には，明確な参集基準がなければ，なかなかスイッチが入らないことは過去の災害でも経験している。DMATが支援する場合には**図5-4**のような指揮系統図に従って行われるので，受援する病院はそれを理解しておくことが円滑な受援につながる。

（若井聡智）

引用文献

1) 阿南英明，近藤久禎，山崎元靖：「病院行動評価群 Ver.4」による病院の被災状況と対応の標準化．日災医会誌　28(3)：85-88, 2023

❸ 避難所における取り組み

　災害時の避難所での多職種連携は，被災者の安全と健康を守るうえで欠かせない。特に，新型コロナウイルス感染症（COVID-19）の流行を経験した現在，避難所運営における感染症対策への意識は強化されているが，当然感染症対策だけが避難所の運営で重要なわけではない。

　本項では，災害時の避難所における多職種連携の重要性を掘り下げ，実際に協働するステークホルダーや過去の活動例を詳述する。これまでの災害での避難所運営の課題，感染症対策との融合，地域医療との連携，さらには災害時における医療ニーズの変化を多角的に検討する。それにより，医師，看護師，行政職員，ボランティアなど異なる専門分野の人々が協力し合うことで，どのように避難所における被災者のケアが向上するのかを示す。本項の目的は，災害時の避難所における多職種連携の実践的な意義と方法についての理解を深め，よりよい災害対応のあり方を模索することである。

1）避難所における多職種連携とは

　災害時の避難所における多職種連携は，被災者への総合的なケアを実現するために，医療，福祉，行政，ボランティアなど，多様な専門分野が協力するプロセスである。この連携により，被災者の身体的，心理的，社会的ニーズに迅速かつ効果的に対応することが可能になる。例えば，医師や看護師は被災者の健康管理を担い，社会福祉士や心理カウンセラーは心理的なサポートを提供し，行政職員は物資の配布や情報提供を行う。また，ボランティアは運営の補助や炊き出しなどを担う。

　過去の研究では多職種連携には3つのパターン（multidisciplinary, interdisciplinary, transdisciplinary）があるとされている[1-3]。multidisciplinaryモデルは病院での業務と同様に，医師の指示のもと専門性をもった各職種がそれぞれの専門分野の活動を行って被災者のケアを行っている状態である。一方，interdisciplinaryモデルでは職種間で支援に関する情報を共有し，全体の計画が決められ，職種がそれぞれ役割分担して支援を行う，と定義される。multidisciplinaryモデルは救命が主眼となるフェーズでは有効な場合もある。しかし，本来生活の場である避難所での多職種連携は，より職種間での情報共有がなされ方針決定がチームで行われるinterdisciplinaryモデルで，

多様なニーズに職種間の垣根を越えて対応できることが望ましい。避難所において病院と同じ感覚で職種ごとに業務内容を細かく役割分担することで，本来必要とされている支援（特に医療領域と保健・福祉領域にまたがるものなど）に対応できていないケースが過去の災害時に散見されたことは，今後に向けた課題の1つであろう。

避難所での多職種連携は，各専門家の知識と技術を結集し，災害の複雑な状況下での課題を解決するための柔軟性も重要である。この連携は，単に個々の役割の執行にとどまらず，相互の専門性を理解し，協働することで，被災者へのケアの質を高め，迅速な支援を提供するための基盤となる。

2) 避難所における多職種連携のステークホルダー

ここでは避難所で実際に連携する代表的なステークホルダーについて列挙する。

- 地方自治体：被災自治体職員のみならず，近隣自治体からの応援職員が避難所運営を担当する場合も多い。避難所になった学校や公共施設の職員も施設利用について重要な役割を担う。
- 医療チーム：DMAT，DPAT，日赤救護班，医療NGOなどのチームがあり，避難所での巡回診療や医療相談などの活動を行う。
- 保健師等支援チーム：被災自治体のみならず県，近隣自治体からの支援チーム派遣もあり，アセスメントやケアの実践を行う。
- 社会福祉チーム：社会福祉士やケースワーカーが，高齢者，障害者，子どもなどの特別な支援が必要な被災者に対するケアを行う。被災地外からDWATとしてチームが派遣される場合もある。
- 警察・消防：避難所の安全確保，法秩序の維持，緊急医療対応などを担う。
- 自衛隊：道路の啓開[※1]や，通常到達が困難な孤立避難所への物資配布や医療活動なども行う。
- 子どものケアチーム：避難所に遊び場や一時預かりなどのサービスを提供する。
- ペット支援チーム：ペット同伴避難や，ペットの一時預かりなどのサービ

※1　災害時に緊急車両が通れるよう道を切り開くこと

スを提供する。

- 避難所自治組織：避難者のなかから既存もしくは新たに避難所を運営する
  ボランティア体制が組織される場合がある。
- ボランティア：平時は別の業務を行っている有志が全国から避難所の運営
  や炊き出しなどの支援に来ることも多い。

  ここにあげた以外にも様々なステークホルダーがかかわることで避難所の
運営・環境改善が行われている。

3) 過去の避難所における多職種連携の実際

　筆者の経験から過去の災害支援の避難所での多職種連携の実際について紹
介する。

　まず，多職種連携の要ともいえるガバナンスについては，現時点ではかな
り不確定要素が強い。避難所運営のリーダーも自治体職員，学校長，応援自
治体職員などバリエーションが多い。応援自治体の職員など外部支援者が
リーダーを担う場合，運営職員が数日ごとに入れ替わることも多く，引き継
ぎが問題となることもある。運営のための会議体についても初期には設置さ
れていないことが多く課題である。平成30（2018）年7月豪雨（西日本豪
雨）[2]や令和2（2020）年7月豪雨[3]，令和6（2024）年能登半島地震など
の際も，外部支援団体からの働きかけでそのような会議体がスタートした。
多職種がinterdisciplinaryモデルでかかわるためには情報共有や方針決定の
話し合いが重要であり，先に挙げたような避難所運営・支援にかかわる多職
種が参加する避難所運営会議体の早期設置が望ましい。

　保健・医療・福祉は，過去の災害の教訓から比較的避難所での多職種連携
体制が進んできた分野である。令和6年能登半島地震の石川県珠洲市では，
発災翌日にNGOピースウィンズ・ジャパンが，市の職員を支援する形で保
健センターに保健医療福祉調整本部の役割を果たす「珠洲生活サポート部
会」を立ち上げ，その後DMATや日赤救護班，HuMA（災害人道支援会），
DPAT，災害看護学会等，多機関・多職種の支援チームが避難所のアセス

---

[2]　6月28日から7月8日にかけて西日本を中心に広範囲において長時間大雨が降り続いた。
[3]　7月3日から31日にかけて西日本から東日本，さらに東北地方へと大雨となった。特に4〜
　　7日には九州で記録的な雨量となり球磨川などの氾濫が生じた。

メント，診療，運営にかかわる調整が行われた。

　避難所での保健・医療・福祉の介入の大きな目的の1つが「災害関連死の予防」である。特に医療ニーズの高い高齢者など，災害時要配慮者といわれる被災者を早急に把握し，定期的な医療介入や，適切な避難場所への移送などが求められる。これまでの災害でも医療チームは，空いている教室や会議室を臨時の診療所として利用したり，トレーラーハウスや医療コンテナが診療スペースとして活用された。令和6年能登半島地震はCOVID-19，インフルエンザの流行期でもあったため，避難所でのアウトブレイクが問題となった。保健師，避難所常駐看護師，医療チーム，搬送を担う消防や民間業者の連携が重症化しやすい災害時要配慮者のケアの鍵となった。これらの介入は地域の保健師との協力によって成り立つことがほとんどである。平成28年熊本地震の阿蘇市や能登半島地震の珠洲市など，比較的大きくない自治体では特に地域保健師はコミュニティの情報に精通しており，必要な人々への支援を効率的に行うことができた。

　本項では，災害時の避難所における多職種連携の実践とその重要性について述べた。過去の災害支援の経験から，異なる専門分野の協力が避難所の運営と被災者の支援に不可欠である。今後も，過去の知見を活かし，災害時の避難所運営における多職種連携のあり方をさらに発展させ，被災者のニーズに応えていくことが求められる。

（稲葉基高）

文献

1) 菊地和則：多職種チームの3つのモデル−チーム研究のための基本的概念整理−．社会福祉 39(2)：273-290, 1999
2) 藤澤美穂，髙橋智幸，小黒明日香，ほか：災害支援者支援における超職種チームの有用性．岩手医科大学教養教育研究年報 56：55-68, 2021
3) Woodruff G：Early intervention team approaches：the transdisciplinary model. In：McGonigel MJ ed：Council for Exceptional Children, 1988.

4 福祉避難所における取り組み

　我が国の高齢化は急速に進行し，平成 16（2004）年新潟県中越地震，平成 19（2007）年能登半島地震，平成 19 年新潟県中越沖地震で，特に高齢者への配慮の必要性が共有されるようになった。災害による犠牲者のうち高齢者が占める割合は，新潟県中越地震で 66.2%，新潟県中越沖地震で 78.6% であった[1]。内閣府は，2006 年に「災害時要援護者の避難支援ガイドライン」を示し，全国の市区町村における避難支援計画や災害時要援護者名簿の整備を推進した。2007 年の能登半島地震では公式に初めてとなる福祉避難所が 1 か所設置され，新潟県中越沖地震では 9 か所が設置された[1,2]。これらの運営課題を整理し，厚生労働省は 2008 年に事前対策や地方公共団体のマニュアル作成に活用できることを目的とした「福祉避難所設置・運営に関するガイドライン」[3] を公表した。

　2011 年 3 月 31 日の時点で全国 1,742 市区町村のうち 981 市区町村が福祉避難所を指定し，指定率は 41.6%，東日本大震災の被災地となる岩手県 74 か所，宮城県 177 か所，福島県 37 か所が福祉避難所の指定を受けていた[4]。しかし，地震・津波による甚大で広範な被害により福祉避難所の設置は困難な状況であった。2011 年 4 月 1 日時点で支援活動を行っていた石巻市には 150 か所以上の避難所が存在し，何らかの医療ニーズがある避難者や災害時要配慮者が混在している状況であった。そこで市の健康推進部や石巻圏合同医療本部等と協力して，2 か所の福祉避難所が開設されるに至った。そのうち要支援 1，要介護 1 の避難者 35 人とその家族計 50 人が入所した福祉避難所での多職種連携の実際と成果について報告する。

1）福祉避難所の環境整備と運営について

　石巻市の保健師らと災害支援ナースが設営やシステム作りなどの準備を行った。設営にあたっては，寝たきりとなっていった高齢者らが自ら日常生活のなかで活動性を回復していける環境を整えるということを重視した。床に敷いた布団からでは起き上がりが困難な人たちのために病院で使用する柵のついたベッドを準備し，支援物資の褥瘡予防用マットレスを使用した。バリアフリーに近い環境を整え，眠る場所と食事や歓談などの場所を区別して日常生活のなかで歩く機会を増やす工夫も行った（**図 5-5**）。

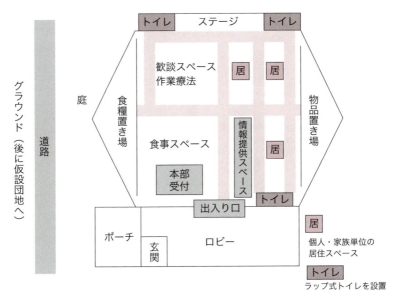

図 5-5　福祉避難所のレイアウト模式図

　歩行困難，食欲不振，不眠を認め無表情だった高齢者が，杖や歩行器を使いながら歩行し，食事をし，睡眠薬がなくても眠れるようになり笑顔を取り戻していった。一般の避難所ではオムツを使用していた人もトイレで排泄ができるようになるなど，目覚ましい回復をみせ，環境を整えることや高齢者の潜在力を引き出すことの大切さを実感した。

2）福祉避難所での多職種連携について

　設置当初は，市の保健師，急患センターの看護師，HuMAの看護師，JRATの前身であるリハビリ10団体による支援が開始された。5月中旬からは，行政職員や急患センター看護師を中心に，県内支援の災害支援ナース，リハビリ10団体，管理栄養士，ケースワーカー，ケアマネジャー（介護支援専門員），介護職，移送ボランティア，弁護士など多職種連携によるチーム活動が展開されていった（図5-6）。最終的には，市の急患センター看護師と市から委託された地元の介護事業所が対応にあたり，仮設住宅などへの入居や転居調整を行い9月末には閉鎖となった。

　多職種連携が有効に機能した要因として，統合指揮（Unified Command）

図 5-6 東日本大震災時の多職種連携体制（石巻市）

期間	行政	看護師	介護職	リハビリ職	食事	転所調整
準備期間	担当者2名	日本看護協会				
4/29〜4/30			全国介護福祉士会			
5/1〜5/5		NPO HuMA		NPO, リハビリテーション10団体	日本栄養士会 ピースボード	
5/6〜5/31	臨時雇用職員1名	県看護協会 夜間急患センター	市内被災施設介護福祉職員 地域ボランティア	県作業療法士会		保健師 MSW ケアマネ 弁護士
6月〜9月末		夜間急患センター	東北福祉会 S社（委託）		東北福祉会 S社（委託）	

によって主要な支援団体のリーダーによるチームワークを実現したことがあげられる。数日単位で支援者が交代していくため，毎朝，各支援団体は統合指揮に入るメンバーを明確にしてミーティングを行い，それぞれの支援団体の活動目的と優先順位を明確にすること，制限や考慮すべきことなどについての合意形成をはかった。また，支援のルールを明確に共有するための情報は壁に明示し可視化をはかった。

3）福祉避難所の成果

この福祉避難所の効果を，入所者35人において測定されたSBP（systolic blood pressure，収縮期血圧），DBP（diastolic blood pressure，拡張期血圧），FIM（functional independence measure，機能的自立度評価法）の記録資料から検証した[5]。FIMは理学療法士により測定され，対象35人のうち21人において入所時と退所時の測定値を比較することができた。SBP全体は弱い負の相関（$0.1 < |r = -0.1221| < 0.5$）があり，DBP全体も弱い負の相関（$0.1 < |r = -0.1784| < 0.5$）があった。DBPでは，男女ともに滞在21日目の測定値が有意に低下を認めた。FIM利得は，入所時と退所時の比較が可能であった21人において，変化がなかったのは2人，増加は15人（獲得値：平均9.33），減少は4人（獲得値：平均 −3.25）であった。特に更衣や階段昇降でFIM利得が高かった。大規模災害において49日目より5か月

間にわたって要介護者を対象として開設した福祉避難所において，症状悪化をきたした症例はなかった。

　熊本市は福祉避難所 176 施設，約 1,700 人の受け入れを計画していたが，平成 28 年熊本地震の際は社会福祉施設職員の被災による人手不足や建物被害等によって約 400 人の受け入れに留まった[6]。また，内閣府防災担当は，令和元（2019）年東日本台風等を踏まえた高齢者等の避難のあり方についてとりまとめ，「福祉避難所の確保・運営ガイドライン」を改定[7]し，指定福祉避難所の指定と個別避難計画の努力義務化を明示した。全国 1,741 の基礎自治体で指定している福祉避難所は 2023 年 10 月 1 日時点で 26,116 か所で，指定福祉避難所は 9,398 か所，協定等により確保している福祉避難所は 16,718 か所（64.0％）[8]となっている。

　しかし，令和 6 年能登半島地震では，社会福祉施設の被災やライフラインの途絶により災害時要配慮者を広域避難や 1.5 次避難所へ収容するという対応がなされ，福祉避難所の開設は困難であった[9]。個別避難計画の策定については兵庫県[10]等が試行事業として取り組みを進めているが，地域での取り組み強化や地域包括ケアによる多職種連携の実現等は容易ではなく課題が残されている。

（石井美恵子）

引用文献

1) 総務省消防庁：平成 16 年（2004 年）新潟県中越地震（確定報）.
   https://www.fdma.go.jp/disaster/info/assets/post335.pdf（2024 年 12 月 15 日アクセス）
2) 国土交通省北陸地方整備局：新潟県中越地震－地方整備局のこの一年－第 1 章新潟県中越地震の概要　第 2 節一般被害. 平成 17 年 12 月発表
3) 衆議院厚生労働委員会：第 177 回国会衆議院厚生労働委員会会議録 12 号
   http://www.shugiin.go.jp/internet/itdb_kaigirokua.nsf/html/
   kaigirokua/0097177201105 11012.htm（2024 年 12 月 15 日アクセス）
4) 内閣府（防災担当）：避難所の運営等に関する実態調査（市区町村アンケート調査）調査報告書. 平成 27 年 3 月.
   https://www.bousai.go.jp/taisaku/hinanjo/pdf/hinanjo_kekkahoukoku_150331.pdf
   （2024 年 12 月 15 日アクセス）
5) Ishii M, Okudera H, Wakasugi M, et al：Management of welfare evacuation shelter in chronic stage of the Great East Japan Earthquake. Journal of Regional Emergency and Disaster Medicine Research 17：3-9, 2018.

6）金井純子，中野晋：熊本地震での福祉避難所の実態調査．土木学会論文集，74(2)：131-136, 2018.

7）内閣府（防災担当）：福祉避難所の確保・運営 ガイドライン（令和3年5月改定）https://www.bousai.go.jp/taisaku/hinanjo/pdf/r3_hinanjo_guideline.pdf（2024年12月15日アクセス）

8）内閣府（防災担当）：指定避難所等の指定状況等の調査結果（令和6年7月12日）．https://www.bousai.go.jp/taisaku/hinanjo/pdf/240717_jyoukyou_kekka.pdf（2024年12月15日アクセス）

9）石川県庁危機管理監室：令和6年能登半島地震による被害等の状況について（第85報令和6年2月9日現在）．https://www.pref.ishikawa.lg.jp/saigai/documents/higaihou_85_0209_1400.pdf（2024年12月15日アクセス）

10）兵庫県危機管理部：要配慮者支援 避難行動要支援者の個別避難計画作成促進 事例集（2023年度）．https://web.pref.hyogo.lg.jp/kk41/documents/zireisyu.pdf（2024年12月15日アクセス）

5 災害とジェンダー：避難生活における困難と 必要な支援

1）被災者支援におけるジェンダー視点の重要性

　災害は人々を平等に襲うわけではない。性別，性自認，年齢，障害の有無，国籍や母語の違い，家族構成，経済状況といった要因によってその影響は異なり，被災からの回復の度合いや速度の違いにもつながる。

　特に，ジェンダー（身体的性を含む社会的・文化的な性）は，ほかのすべての要素と関係することに加えて，被災者のケア水準全般と深くかかわるだけに，医療支援とは切り離せないテーマである。災害時には，身体面の性差の面だけでなく，男性と女性とで固定的に仕事を振り分ける性別役割が強化される傾向にあるためである。

　たとえば，地域防災組織の役員や避難所の運営リーダーは男性が担い，女性は家族ケアと炊き出しや清掃を担うことが多く，避難所運営などの意思決定が男性中心で行われるといった傾向がいまだに各地でみられる。しかし，そうした性別分業体制では，衛生・栄養・育児・介護などのニーズが表面化しにくく改善が遅れがちで，女性のケア役割の負担は極度に増大する，という形で負の連鎖を引き起こしてしまう。結果として，高齢者・障害者・子ども・病気の人などへの支援も十分に届かず，状態を悪化させてしまう可能性が高まる。

　ケア労働の負担が女性に偏ることは是正される必要があるが，現実には家庭での家事・育児・介護の多くを女性が担い，医療・福祉・保育の専門職の担い手も多くが女性である。そのため，ジェンダーの視点を十分に加味して災害対応に当たることができるかどうかは，被災者支援の"質"全般にかかわる問題となる。

　しかし，自治体の防災計画を決める防災会議の委員や災害対策本部の構成員もいまだに男性中心の傾向にあり，女性をはじめ多様な視点が入りにくい状況が続いている[1,2]。物資，避難所の環境の問題はそれなりに議論されるようになったが，たとえば被災者支援の最前線に立つ医療・福祉等の専門職や行政職員らの子どもの災害時の預かり支援をはじめ，検討が進んでいない課題も多い。

2）災害時のジェンダー視点からみた困難の違いと支援関係者の連携事例

ジェンダー視点からみた被災者（地）が直面する課題は，**表5-2** で示したように多岐にわたる。特に避難所生活では，プライバシーや家族ケアに必要な空間の欠如，衛生問題といった生活環境の全般の問題，女性・育児・介護に関する物資の不足，安全面の問題があげられる[3]。

女性は自身の心身の健康の問題に加えて，家族やコミュニティのケアを

表5-2　大規模災害におけるジェンダー視点等から見た被災者（地）の困難・課題

課題の領域	課題の主な内容
①生活環境	プライバシーの欠如，衛生問題，乳幼児・障害者・認知症等の人（とその家族）が集団生活になじまない状況でのケアワークを求められる　など
②救援物資	育児・介護用品や女性用品の不足傾向，担当者が男性だけで相談しにくい・女性用品を受け取りにくい，在宅避難者が物資を受け取れない　など
③心身の健康	女性の不眠傾向，便秘，生理時の困難（ナプキンの不足・配布方法の問題含む），膀胱炎や婦人科系の疾患，妊産婦・褥婦の医療支援不足など
④安全面	DV・性暴力・ハラスメント（被災者・支援者ともに，加害者・被害者のいずれにもなりうる）
⑤性別役割の強化	家事・育児・介護の重労働化，受け入れ親族の世話，避難所での炊き出しや掃除など無償労働の負担が過度に女性にかかる，避難所運営などの負担が少数の男性に集中する　など
⑥経済生活	女性が解雇されやすい，保育・介護支援が不十分な状況下での仕事探し，支援制度等が世帯主義のため義援金・支援金・補償金等が必要な人に行き渡らない（特にDV被害女性），ひとり親家庭（特に母子家庭）の貧困化　など
⑦意思決定に関わる男女比の偏り	避難所運営をはじめ地域の共助・支援活動・復興協議の場などの責任者や委員の大半が男性，復興アンケートは世帯主宛て，結果，女性や若者・障害者・性的マイノリティ・外国人等多様な意思が反映されにくい　など
⑧復興期の家庭・地域での人間関係	男性の孤立・引きこもり・不慣れな介護の問題，DV・児童虐待，住宅再建等をめぐる家族関係，復興後のコミュニティのあり方　など

（池田恵子，浅野幸子：市区町村における男女共同参画・多様性配慮の視点による防災施策の実践状況―地域コミュニティの防災体制に定着するための課題．地域安全学会論文集29：165-174，2016より一部加筆）

負っている人も多い。そのため医療・福祉・保育はもちろん，平時から女性支援にあたっている男女共同参画センターやNPO・ボランティア，女性相談の専門職なども含む，幅広い連携が実現することが望ましいと考える。

実際，東日本大震災における被災県内の女性センターの取り組みとして，地元の助産師会と連携して避難所へ支援に入り，健康相談のなかで医療以外の様々なニーズも把握しながら支援につなげたという事例がある。女性相談だけで避難所に入ることは容易ではないが，医療職と相互連携することで多面的な支援につながった[4]。

なお，東日本大震災に際してジェンダー視点で支援活動に当たったグループを対象とした調査によると，そうした支援活動は，被災者支援の本流であった行政の災害対策本部および連携した専門職や災害ボランティアの支援活動とは，ほとんど連携ができていなかったという[5]。そのため，平時の関係づくりが重要といえる。

3) 「男女共同参画の視点からの防災・復興ガイドライン」と避難所チェックシート

国際的にみると，1990年代後半には被災者支援におけるジェンダー視点の重要性についての認識が共有され，被災者支援の国際基準であるスフィア基準にも取り入れられている。2005年，わが国の防災政策にも国内外の動向を受ける形でジェンダーの視点が入るようになったが，国および自治体レベルでの具体的な取り組みは進んでいなかったため，2011年の東日本大震災ではジェンダー課題が噴出した。

そこで，内閣府男女共同参画局は，過去の被災地の支援経験を有する有識者を委員として，「男女共同参画の視点からの防災・復興の取組指針」を2013年に策定した。その後，相次ぐ災害や調査により，さらなる改善の必要性が明らかになったため，2020年に改訂版である「男女共同参画の視点からの防災・復興ガイドライン」を策定した[6,7]。

ガイドラインでは，平常時，初動段階，避難生活，復旧・復興期の各フェーズにおいて自治体が何に取り組むべきかが具体的に示されており，防災担当部署の職員，防災会議の委員，災害対策本部員の男女比率の是正といった体制の問題から，災害時の男女共同参画担当部署・男女共同参画センターの役割の重要性，男女別データの収集・分析の必要性，避難所の環境・

運営体制の改善，暴力防止対策や相談支援の充実，妊産婦・母子支援，子ども・若年女性への支援，復興計画策定への女性の参画，女性の雇用支援など，幅広い内容が盛り込まれている。さらに，現場の支援に役立つチェックシートや啓発ポスター等が末尾にまとめられている。

なかでも「避難所チェックシート」は，下記5つの項目につき簡潔にまとめられている。

①避難所のスペース：具体的な環境改善の方法。男女別の配慮に加えて，男女問わず使える施設の設置も求めており，要介助者や性的マイノリティの人などへも配慮。防犯の要素も入る。

②運営体制・運営ルール：運営の意思決定の場への女性，乳幼児世帯，要介護・介助者，障害者，PTA，中高生，居住者が多い場合は外国人などの代表参加。また，役割を性別で固定せず，一部の人に負担が集中しないようにする，女性や子育て・介護世帯のニーズの把握方法等。

③暴力の防止・安全確保：男女が一緒に取り組む防犯体制，巡回警備，犯罪を許さない環境づくり，ポスターの掲示などの防犯啓発，相談情報の提供，相談窓口の設置等。

④衛生環境・感染症予防：手洗い・消毒・マスクといった基本対策，トイレの使用・汚物処理のルール化，ゴミの分別，炊き出しや授乳支援の際の注意点等。

⑤在宅避難者を含む指定避難所以外の被災者の支援：避難者登録，ニーズ把握，物資・食料の配布，支援情報の提供等。

被災地で避難所の設置時あるいは設置後にこのチェックシートを参照しながら，どこまでが配慮できているのか，どこに課題があるのかといった視点で避難所の状態を確認できる。

そして，様々な避難生活上の課題については，避難所運営者だけでなく，行政，医療・福祉や女性相談支援員などの専門家，専門性をもった民間団体などが相互に連携しながら解決していく必要がある。

（浅野幸子）

引用文献

1) 内閣府男女共同参画局：男女共同参画の視点による平成28年熊本地震対応状況調査報告書，2017.

https://www.gender.go.jp/research/kenkyu/kumamoto_h28_research.html（2024 年 12 月 15 日アクセス）

2) 浅野幸子：熊本地震と女性，浅野富美枝・天童睦子 編著：災害女性学をつくる．生活思想社，2021.

3) 池田恵子，浅野幸子：市区町村における男女共同参画・多様性配慮の視点による防災施策の実践状況―地域コミュニティの防災体制に定着するための課題．地域安全学会論文集 29：165-174, 2016.

4) 内閣府男女共同参画局・全国女性会館協議会・横浜市男女共同参画推進協会：災害時における男女共同参画センターの役割調査報告書，2012.
https://www.gender.go.jp/policy/saigai/yrep.html（2024 年 12 月 15 日アクセス）

5) 東日本大震災女性支援ネットワーク調査チーム編：東日本大震災における支援活動の経験に関する調査報告書，2012.

6) 大沢真理編：「2017 年度女性・地域住民から見た防災・災害リスク削減に関する調査」報告，東京大学社会科学研究所研究シリーズ No.66 防災・減災と男女共同参画 2019 年 2 月 1 日第 30 回社研シンポの要旨．
https://jww.iss.u-tokyo.ac.jp/publishments/issrs/issrs/pdf/issrs_68.pdf（2024 年 12 月 15 日アクセス）

7) 内閣府男女共同参画局：男女共同参画の視点からの防災・復興ガイドライン，2020.
https://www.gender.go.jp/policy/saigai/fukkou/guideline.html（2024 年 12 月 15 日アクセス）

第6章 災害支援の様々な場面における多職種連携

1 メンタルヘルスにおける多職種連携

Ⓐ 被災者のメンタルヘルス

1）被災者のメンタルヘルスと時間的経過

　災害によって，人々は自分や他者の命が脅かされるような危機的な状況を直接的，あるいは間接的に見聞きする。それにより生じるトラウマ（心的外傷）は，強い不安や恐怖につながる。また，財産，仕事，地域社会など大切なものを失う喪失体験は，嘆き，悲しみ，怒り，そして無力感や自責感などの悲嘆反応を生じさせる。さらに，災害による様々な生活環境の変化も，メンタルヘルスに影響を及ぼす。

　被災者のメンタルヘルスの不調は，災害という衝撃的な出来事に対するストレス反応として説明される。ストレス反応は感情面だけではなく，身体，認知，行動の各側面に現れる。

- 身体：動悸，血圧の上昇，発汗，震え，頭痛，胸痛，腰痛，疲労感，下痢/便秘など
- 認知：注意・記憶力の低下，思考力・判断能力の低下
- 行動：不眠，落ち着きがなくなる，硬直する，アルコールやタバコの摂取量の増加，食欲不振/過食，被災現場に近づくことを避けるなど

　表6-1 に災害フェーズとメンタルヘルスへの影響を示す。多くの人々は，何らかのストレス反応を呈するが，時間の経過とともに自然に回復することが見込まれる。

　以上のように，発災直後から数時間以内の急性期の反応から時間とともに変化する。ただし，反応の種類，程度や順序などは個人差があり，様々である。

表 6-1　災害フェーズとメンタルヘルスへの影響

災害フェーズ	メンタルヘルス
急性期 （発災直後から数日）	多くの被災者には，強いストレス反応が生じる。一部，急性ストレス障害（Acute Stress Disorder；ASD）や，既存の精神症状の増悪，災害を契機に新たな精神疾患の発症など緊急のメンタルヘルスニーズが生じる。
亜急性期 （数時間後〜数日）	高い覚醒状態になり，注意力や警戒心が強まる。疲れを感じず活動し続ける。
数日後〜数か月	依然として高い覚醒状態が続くことによるイライラや多弁，落ち着きのない行動が現れる。なんとかして対処しようとする前向きな行動や愛他的な行動が生じる。トラウマ反応が続く場合，1か月を経過すると心的外傷後ストレス障害（post-traumatic stress disorder；PTSD）の診断がつく。
数か月後〜数年	直後の混乱が収まり始め，現実がみえてくる。個人や地域の復旧・復興に伴い，将来に目を向けることができるようになる。一方で，被災者の間の被害や復旧の格差から生じる怒りや抑うつ感，環境の変化や疲労の蓄積による無力感，倦怠感などが生じる。

2) メンタルヘルス支援の原則

　すべての支援者は発災直後からの初期対応として心理的応急処置（psychological first aid；PFA）を用いることが推奨されている[1,2]。PFA は，被災者の回復を促し，さらなる傷つきを与えない（Do no harm）かかわり方として，「見る（Look）：支援ニーズをもつ被災者を見極める」「聴く（Listen）：感情を受け止め，ニーズを把握する」「つなぐ（Link）：ニーズを提供する支援サービスにつなぐ」の 3 つの行動原則（3L）を示している。ただし，以下に該当する被災者は，即座に災害派遣精神医療チーム（DPAT）や地域の精神科医療機関などのメンタルヘルスの専門家につなぐことが求められる。

- 自分を傷つけたり，自殺のおそれがある
- 他者を傷つける（暴力行為）可能性がある
- 日常生活に支障をきたしている

3) メンタルヘルスの支援を担う組織と連携のポイント

　平時は，被災地域の精神科医療機関，および都道府県精神保健福祉センター，そして保健所が互いに連携・協働をしながら地域住民の精神保健の維

持・増進をはかっている。災害急性期からメンタルヘルスにかかわる支援を担う中核的な組織は，DPAT，被災地内外の保健師チームおよび活動を調整する災害時健康危機管理支援チーム（DHEAT），心理社会的支援を担う日本赤十字社のこころのケア班などがあげられる。災害時では，一般・救急医療の支援を行うなかでメンタルヘルスのニーズが見つかる場合や，その反対にメンタルヘルスの支援を行うなかで，外傷や疾病など緊急性の高い一般・救急医療ニーズが見つかる場合もあり，両者の連携や調整は欠かせない。

発災後の時系列にみた災害フェーズと地域精神医療・保健の連携体制を図6-1に示す。これらの活動の連携や調整は，被災現場活動，および保健医療福祉調整本部を介して行われるが，メンタルヘルスの問題は，すべての支援領域と関連して支援ニーズが生じる可能性があるため，各種支援・派遣チームとの連携・調整が求められる。

被災地外から派遣される外部支援組織は，被災地域の精神医療・精神保健福祉機能が回復した後は，平時の精神保健福祉体制に引き継ぎ，活動を終了

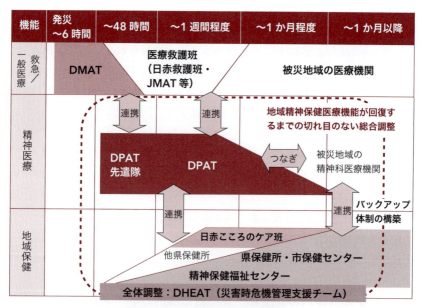

図6-1 災害フェーズと地域精神医療・保健の調整・連携体制
〔公益社団法人日本精神科病院協会 DPAT事務局（厚生労働委託事業）：災害派遣精神医療チーム（DPAT）eラーニング研修テキスト．p10, 2022より一部改変〕

する。したがって，被災地域に切れ目のない支援を提供するためには，活動開始時に活動終了時の引継先を見越した活動計画を立てることが重要である。

また，メンタルヘルスの問題は，初期には認められなくとも時間経過とともに顕在化する場合もあるため，中長期に向けて地域における見守り体制を整えておくこと，そしてニーズが生じたときに，被災者が自ら支援を提供する組織にアクセスできるように，被災地域の人々が目にしやすい形での情報提供を行うことが望まれる（行政のウェブサイト，および避難所の掲示板，リーフレットなど）。

4) 平時におけるメンタルヘルスの専門家─連携のカウンターパート

以下の職種は，メンタルヘルスの専門家として，平時には各機関において支援を提供している。前出の急性期に活動する災害支援チームの一員として活動することもあるが，中長期以降の被災地域における支援連携のカウンターパートとなる可能性がある。

a. 精神保健福祉士（PSW）

精神保健福祉士法（平成 9 年法律第 131 号）に基づく国家資格であり，精神障害者の生活支援に関する専門的な知識と技術を有する。障害特性や人となり，環境などを踏まえて課題を明らかにし，当事者や家族に対して，その課題を解決するための情報提供や助言を行ったり，支援や施設などの社会支援につないだりする[3]。平時は，精神科病院その他の医療施設にて業務を行っており，災害時には都道府県が組成する DWAT，DPAT の一員として活動することもある。

b. 公認心理師・臨床心理士

心理の専門的支援を提供する医療・保健，教育，福祉，産業，司法の 5 領域にわたる横断的な資格であり，平時は各領域の実践現場で勤務をしている。公認心理師は，公認心理師法（平成 27 年法律第 68 号）に基づいた文部科学省・厚生労働省管轄による国家資格であり，一方，臨床心理士は民間資格であるが 30 年以上の歴史をもつ。

職能団体である日本臨床心理士会（日本士会）は，他の心理団体と協働して東日本大震災心理支援センターを設立し，文科省緊急派遣スクールカウン

セラーの派遣調整，日本赤十字社宮城県支部と協働して仮設住宅への戸別訪問などを行った。各都道府県臨床心理士会（国家資格設立後は，公認心理師協会と標榜している団体もある）を団体会員として，有事における活動体制を整備している[4]。なお，日本士会と日本公認心理師協会は，国家資格設立後から有事に備えた体制の構築に取り組んでおり，令和6（2024）年能登半島地震では，協働して奥能登地域を対象とした文科省派遣スクールカウンセラー支援や電話相談への対応を行っている。連携の窓口は，各都道府県団体会員となる（https://www.jsccp.jp/area/）。

c. 産業精神保健スタッフ

　事業場内の産業医，衛生管理者，保健師あるいは心の健康づくり専門スタッフなどを指し，人事労務管理スタッフや事業場外資源などと連携して，メンタルヘルスケアに取り組んでいる。産業医と衛生管理者は労働者数50人以上の事業場で選任が義務づけられている。平時，および有事におけるメンタルヘルスを含む支援の担い手であるが，より専門的な対応が必要になった場合は，専門機関へつなぐ役割を担っている。

　被災者のメンタルヘルスをよりよい状態に保つために，すべての支援者はPFAを用いて中長期にわたる被災者のメンタルヘルスに配慮した支援を行うことが可能である。そのために，いつ，誰が，どこで，どのような支援を行っているのかを把握したうえで活動を行うことが望まれる。

（池田美樹）

文献

1) Inter-Agency Standing Committee（IASC）：災害・紛争等緊急時における精神保健・心理社会的支援に関するIASCガイドライン．IASC，2007.
2) WHO，戦争トラウマ財団，ワールド・ビジョン・インターナショナル国立精神・神経医療研究センター（監訳）：心理的応急処置（サイコロジカル・ファーストエイド：PFA）フィールド・ガイド．世界保健機関，2011.
3) 厚生労働省：精神保健福祉士について
https://www.mhlw.go.jp/stf/seisakunitsuite/bunya/hukushi_kaigo/shougaishahukushi/seisinhoken/index.html（2024年12月15日アクセス）
4) 日本臨床心理士会災害支援プロジェクトチーム：災害支援心理士の活動のためのガイドライン．2019.
http://www.jsccp.jp/suggestion/sug/pdf/20191202syusei_gaidorainn%20.pdf（2024年12月15日アクセス）

Ⓑ 救援者のメンタルヘルス

　災害時の救援活動を行う救援者自身も，メンタルヘルス不調になることがある。2001年9月11日のアメリカ同時多発テロの際には，10％以上の医療救援者がPTSD（post-traumatic stress disorder；心的外傷後ストレス障害）を発症したことが報告されている[1]。一般人口におけるPTSDの有病率は米国と比べて日本のほうがかなり低く[2]，日本において10％以上の救援者がPTSDを発症することは高い可能性で想定されることではないが，救援活動に伴うストレスなどによって救援者のメンタルヘルスに無視できない負荷がかかることは間違いない。

　本項では，DMATやDPATのメンバーを対象に筆者らの行った研究の知見を中心に，救援者のメンタルヘルスに関連する要因や，救援者や救援者の所属機関への推奨事項を紹介したい。

1) 救援者のメンタルヘルスの関連要因
a. 派遣前

　大きなストレスやトラウマを体験すると，体験前に抱えていた問題が表面化しやすくなることがある。そのため理想的には，心身の状態が本調子で，周囲との関係性にも大きな問題がない状態で救援活動に派遣されることが望ましい。

　また筆者らの研究では，医師以外の医療従事者に関しては，以前にPFA研修を受講していたこととコロナ禍での心理的苦痛が低いこととが関連していた[3]。派遣前にPFA研修を受講しておくことで，救援活動で体験しうるストレスやトラウマに対応する準備性が高まるかもしれない。

b. 派遣中

　救援活動の実施中においても，様々なメンタルヘルスの関連要因がある。そのなかでも，筆者らは特に医療救援者の救援活動の最中とその直後の時期の精神的苦痛が，その後のメンタルヘルスを予測することを示してきた。

　たとえば2011年の東日本大震災に際しては，DMAT隊員において，被災地で行った救援活動の最中とその直後の時期に感じた精神的苦痛の高さが震災4か月後および4年後のPTSD症状や，震災4年後の職場での燃えつき

症候群を予測していた[4,5]。精神的苦痛のなかでは，「感情的になった自分を恥じた」「感情的に取り乱しそうになった」という項目が特に PTSD 症状を予測していた。なお，2011 年 4 月の時点で震災関連のテレビ番組を 1 日 4 時間以上視聴していたことも，震災 4 か月後の PTSD 症状を予測していた[4]。

また新型コロナウイルス（COVID-19）感染症の感染拡大に際して，ダイヤモンド・プリンセス号などで救援活動を行った DMAT 隊員・DPAT 隊員においても，救援活動の最中とその直後の時期に感じた精神的苦痛の高さと PTSD 症状が関連していた[6]。精神的苦痛のなかでは，「気を失いそうになった」「失禁しそうになった」という項目が特に PTSD 症状と関連していた。さらに「COVID-19 感染者をどのように優先するか決断しなければならないことがあった」経験も，PTSD 症状との有意な正の関連が認められた[7]。

これらのことから，派遣中および派遣後のメンタルヘルスの問題の予防には，活動中に十分なセルフケアを行えることが重要である。特に重要なセルフケアとして，過度な活動をしないように業務のローテーションに従って十分な休息（十分な睡眠，十分な食事・水分など）をとること，派遣活動中に周りの人とコミュニケーションをとり周囲のサポートを得られることがあげられる[8]。また，日報・日記などに記録をつけることで，頭のなかと心を整理して派遣活動の重要性を見失わないようにすることも有効な可能性がある[9]。

c. 派遣後

派遣後はセルフケアや職場の理解，ときには就業上の配慮や専門家への相談が必要になることを，救援者も職場も派遣前に知っておく必要がある。

ダイヤモンド・プリンセス号などで救援活動を行った DMAT 隊員・DPAT 隊員からは，派遣後の職場での支障として，「管理者不在の状況を作ったと批判された」「活動したことに対する苦情を言われたり叱責されたりした」「疲労で業務がつらかった」「PCR 検査をしろと言われたり，ばい菌扱いされているのを感じた」「直属の上司から組織への派遣の報告がなされておらず，自分勝手に出動したと言われた」といった経験があげられた。トラウマ的出来事の体験内容を変えることはできなくとも，体験後のサポートが PTSD 発症の防御要因になることは知られており[10]，所属機関における派遣後の対応は非常に重要である。

1 – Ⓑ救援者のメンタルヘルス　193

　なお，デブリーフィング（トラウマ的出来事の詳細を話したり感情を表出したりすること）の有効性は否定されているが，無理やり話させるのではなく，本人の判断で信頼できる相手に自発的に話すことができれば肯定的な効果が得られる場合も少なくない。救援者の意向を確認したうえで，派遣後に派遣活動の意義や体験を所属機関内で共有することは検討の価値があると考えられる。

2) 救援者および所属機関への推奨事項

　上記の知見や先行研究のレビュー，さらに専門家へのインタビューを踏まえて，救援者への推奨事項（**表6-2**）および所属機関への推奨事項（**表6-3**）を作成した。なお，各項目の詳細や根拠となっている論文に関しては，日本災害医学会ならびに東京大学大学院医学系研究科精神保健学分野（筆者教室）のホームページで公開している。また，派遣前に救援者が自身のメンタルヘルスの状態をセルフチェックできるウェブサイトも同教室のホームページ内に開設している。

表6-2　医療救援者のメンタルヘルスに重要と考えられる推奨事項

> **派遣前**
> ①平時から身体的，精神的な健康や周囲の人との良好な関係を意識しましょう。
> ②ご自身の体調および職場や家庭の状況によって派遣活動への参加を検討しましょう。
> ③救援者のメンタルヘルスに関する研修や派遣活動のロールプレイ等への参加が推奨されます。
> **派遣中**
> ④派遣活動の重要性を見失わず，頭の中と心を整理することを心がけましょう。
> ⑤救援者としてできることには限界があることを認識し，無理な活動はしないようにしましょう。
> ⑥業務のローテーションに従って活動を行い，十分な休息とセルフケアを行いましょう。
> ⑦周りの人とこまめにコミュニケーションを行い，一人でためこまず周りの人に相談をしましょう。
> **派遣後**
> ⑧派遣活動後は休息をしっかりと取りましょう。
> ⑨自身の心身の状態を確認し，不調がある際には相談をしましょう。
> ⑩派遣活動の意義や体験を，時間が取れるときに，整理しましょう。

（東京大学大学院医学系研究科精神保健学ホームページ：DMAT/DPAT隊員のメンタルヘルスチェックシステムに関する研究．https://mhpn.m.u-tokyo.ac.jp/rs/dmat-dpat/r1 より作成）

表6-3　所属組織として医療救援者のメンタルヘルスに重要と考えられる推奨事項

> **派遣前**
> ①医療救援者のメンタルヘルスをストレスチェック等にてチェックしておくことが推奨されます。
> ②医療救援者がメンタルヘルスに関する研修等へ参加できるようにすることが推奨されます。
>
> **派遣中**
> ③派遣活動に参加する医療救援者と病院勤務を行うスタッフのどちらにも労いが必要です。
> ④派遣活動中の医療救援者が，必要時には連絡を取れるようにしておきましょう。
>
> **派遣後**
> ⑤派遣活動後は，医療救援者が休息をしっかりと取れることが重要です。
> ⑥医療救援者が派遣活動の意義や体験を共有できることが推奨されます。
> ⑦派遣活動後は医療救援者の心身の状態を確認し，不調がある際にはケアや治療を受けられることが推奨されます。

（東京大学大学院医学系研究科精神保健学ホームページ：DMAT/DPAT隊員のメンタルヘルスチェックシステムに関する研究．https://mhpn.m.u-tokyo.ac.jp/rs/dmat-dpat/r2　より作成）

　これらの知見や推奨事項およびセルフチェックが普及することで，わずかでも救援者のメンタルヘルスの向上に資することができれば幸甚である。

（西　大輔・浅岡紘季）

文献

1) Perrin MA, DiGrande L, Wheeler K, et al.：Differences in PTSD prevalence and associated risk factors among World Trade Center disaster rescue and recovery workers. Am J Psychiatry 164(9)：1385-1394, 2007.

2) Kawakami N, Tsuchiya M, Umeda M, et al.：Trauma and posttraumatic stress disorder in Japan: Results from the World Mental Health Japan Survey. J Psychiatr Res 53：157-165, 2014.

3) Asaoka H, Koido Y, Kawashima Y, et al.：Longitudinal Change of Psychological Distress among Healthcare Professionals with and without Psychological First Aid Training Experience during the COVID-19 Pandemic. Int J Environ Res Public Health 18(23)：12474, 2021.

4) Nishi D, Koido Y, Nakaya N, et al.：Peritraumatic Distress, Watching Television, and Posttraumatic Stress Symptoms among Rescue Workers after the Great East Japan Earthquake. PloS one 7(4)：e35248, 2012.

5) Kawashima Y, Nishi D, Noguchi H, et al.：Post-Traumatic Stress Symptoms and Burnout Among Medical Rescue Workers 4 Years After the Great East Japan

Earthquake: A Longitudinal Study. Disaster Med Public Health Prep 10(6)：848-853, 2016.

6) Asaoka H, Koido Y, Kawashima Y, et al.：Post-traumatic stress symptoms among medical rescue workers exposed to COVID-19 in Japan. Psychiatry Clin Neurosci 74(9)：503-505, 2020.

7) Asaoka H, Koido Y, Kawashima Y, et al.：Association between clinical decision for patients with COVID-19 and post-traumatic stress symptoms among healthcare professionals during the COVID-19 pandemic. Environmental and Occupational Health Practice 4(1)：1-9, 2022.

8) Brooks SK, Dunn R, Amlot R, et al.：Social and occupational factors associated with psychological distress and disorder among disaster responders: a systematic review. BMC Psychol 4(1)：18, 2016.

9) 高橋晶（編著）：災害支援者支援，日本評論社，2018.

10) Bryant RA.：Post-traumatic stress disorder: a state-of-the-art review of evidence and challenges. World psychiatry 18(3)：259-69, 2019.

② 災害関連死と健康二次被害を防ぐ多職種連携

Ⓐ 防ぎえた災害死

1）阪神・淡路大震災における防ぎえた災害死

　防ぎえた災害死（Preventable Disaster Death；PDD）とは，「非災害時でその地域や病院が通常の環境・診療体制であれば救命できたと考えられる死亡」のことで，日本では1995年の阪神・淡路大震災で注目をあびた。

　救出される前は意識清明であった患者が救出とともに急変し，心停止に至ったクラッシュ症候群，手足を挟んだ重量物を除去できず，現場での切断もできず迫り来る火の手に巻き込まれた例，ヘリコプター搬送も十分行えず，被災地内で適切な初期医療や手術・透析治療が受けられぬまま命を落とした例が多く存在した。また，被害が大きかった中小病院に患者が殺到した。ライフラインも途絶しており，十分な治療を行うこともできずに亡くなった患者も多数存在した。一方，被災地外の医療機関では，地震による強い揺れはあったものの，建物の被害は軽微で，ライフラインも通常通りであった。被災地からの転送患者を待っていたが，当日に医療搬送された重症患者はきわめて少数にとどまった。これは，電話が不通で情報交換が困難であったこと，道路や橋の損傷，深刻な交通渋滞，ヘリが医療搬送に使用されなかったことなどが原因であった。阪神・淡路大震災での6,100人に及ぶ死亡のうち，PDDにあたるものが，クラッシュ症候群を中心に約500人いたとされる。

　可及的早期（数時間〜12時間以内）にトレーニングを受けた医療チームが被災地に出向き，救命医療を展開することが，PDDの回避につながると考えられ，DMATの設立に至った。阪神・淡路大震災後の「震災時における医療対策に関する緊急提言」で，患者の広域搬送や応急用資器材の貸出し，医療チームの派遣等に対応できる「災害拠点病院」の設置，災害時における「適切な情報の収集・提供」を目的としたシステムとして広域災害救急医療情報システム（EMIS）の開発が提言された。これによって，被災地に外傷治療を行う医療チームを早急に送り，傷病者を災害拠点病院に集約し，安定化処置を行い，必要な患者を被災地外に広域医療搬送するシステムや，病院の被害状況，傷病者数，参集した医療チームを被災地内外で情報共有す

表 6-4　関東大震災と阪神・淡路大震災，東日本大震災の比較

	関東大震災	阪神・淡路大震災	東日本大震災
発生日時	大正 12 年 9 月 1 日 午前 11 時 58 分	平成 7 年 1 月 17 日 午前 5 時 46 分	平成 13 年 3 月 11 日 午後 2 時 46 分
マグニチュード	7.9	7.3	9.0
最大震度	震度 6	震度 7	震度 7
地震の種類	海溝型地震	直下型地震	海溝型地震
津波被害	あり	なし	あり
死者・行方不明者	105,385 人	6,437 人	20,960 人
主な死因	火災 87.1% 圧死・損壊死 10.5%	圧死・損壊死 83.3% 焼死 12.8%	溺死 90.6% 圧死・損壊死 4.2%

（総務省消防庁：東日本大震災記録集，p151, 2013 年 3 月
https://www.fdma.go.jp/disaster/higashinihon/post.html より作成）

るためのシステムが構築された。

2) 東日本大震災における防ぎえた災害死

　2011 年 3 月の東日本大震災は，M 9 の地震に加え，巨大津波による広範な被害により，20,960 人が死亡・行方不明となり，死因の 90％以上は津波による溺水であった。これは傷病者に対して，死者・行方不明者が非常に多いとされる津波災害の典型である（**表 6-4**）。クラッシュ症候群などの外傷症例は少数であった。発災 3 日目以降，内因性疾患と慢性疾患急性増悪が増加し，1 か月後でも患者数の減少はなかった。外傷による PDD に対応すべく体制を整備・発展してきた DMAT にとって，阪神・淡路大震災とは全く異なる医療ニーズでの活動となった。

　東日本大震災の死亡・行方不明における PDD 数は判明していない。宮城県が死者・行方不明者数全体の半分を占めており，これは津波による浸水域の広さと沿岸地域の人口によるものと考えられた。

表 6-5　PDD の原因（重複あり）

発生場所	原因	沿岸			内陸			合計
		災害拠点病院	一般病院	計	災害拠点病院	一般病院	計	
病院前	医療介入の遅れ	16	7	23	14	9	23	46
	避難所の環境/居住環境悪化	10	4	14	6	4	10	24
	災害弱者対応の不備	3	2	5	3	4	7	12
	慢性疾患治療の中断	3	2	5	1	4	5	10
	医療者による入院判断の遅れ	2	2	4	0	2	2	6
	予防・啓発の欠如	1	1	2	0	1	1	3
	救出・救助の遅れ	0	0	0	1	1	2	2
	常用薬の中断	2	0	2	0	0	0	2
	搬送手段の不足（要入院患者）	1	0	1	0	0	0	1
	計	38	18	56	25	25	50	106
病院	ライフラインの途絶	4	21	25	5	10	15	40
	医療物資不足	9	19	28	3	6	9	37
	延命治療の縮小	1	9	10	0	0	0	10
	人的資源不足	6	1	7	1	0	1	8
	不十分な診療	1	0	1	1	3	4	5
	計	21	50	71	10	19	29	100
病院後	域内搬送不能	0	6	6	0	8	8	14
	域外搬送不能	1	3	4	3	3	6	10
	計	1	9	10	3	11	14	24
合計		60	77	137	38	55	93	230

〔Yamanouchi, et al：Survey of preventable disaster deaths at medical institutions in areas affected by the Great East Japan Earthquake: retrospective survey of medical institutions in Miyagi Prefecture. Prehosp Disaster Med 32（5）：515-522, 2017 より転載〕

3）宮城県における東日本大震災での防ぎえた災害死（表 6-5）

a. PDD のうちわけ

　筆者らは宮城県内の 147 病院のうち，調査の同意が得られた災害拠点病院 14 病院と非災害拠点病院 82 病院を対象として，PDD に関する訪問調査を施行した。2011 年 3 月 11 日から 4 月 1 日における死亡患者（1,243 名）の診療録に基づきデータベースを作成後に，PDD の判定を行った（対象は，

宮城県内で亡くなった人のうち，病院で死亡し，その病院が調査に協力したものに限られる）。

対象患者のなかに 125 名の PDD が存在した。PDD 症例の性別は，男性 75 人，女性 50 人で，年齢は，不明の 1 名を除くと平均 82（76-87）歳であり，80～89 歳にピークがあった。死亡例に占める PDD の割合は，災害拠点病院と非災害拠点病院間では有意差を認めなかったが，沿岸では内陸と比較し有意に高かった（17.3% vs 6.3%，$p < 0.001$）。非災害拠点病院では，一般病床数が 100 床未満の施設，療養病床を有する施設のほうが PDD の割合が有意に高かった。

b. 原因

PDD の原因をエリア別にみてみると，沿岸では，医療物資不足，ライフラインの途絶，医療介入の遅れ，避難所の環境/居住環境悪化が多かった。被災によって医療需要が資源をはるかに上回り，また医療機能を維持するために必要な生活基盤の壊滅が大きく影響したと考えられた。内陸では，医療介入の遅れ，ライフラインの途絶が多くなっていたが，沿岸に比べ PDD の発生数が少なく，沿岸と比較して医療機能が保たれていることが影響していると考えられた。

また，PDD の原因を病院機能別にみてみると，災害拠点病院では原因発生場所として病院前が多く，医療介入の遅れ，避難所の環境/居住環境悪化により，容体の悪化した多数の患者が災害拠点病院に集中的に搬送されることで，医療物資不足，マンパワー不足に陥り，PDD が発生した可能性が示唆された。

c. 防止のための対策

この PDD を防ぐためには，医療従事者だけではなく，行政，保健所，消防，自衛隊と協力して，避難所の環境/居住環境の悪化を防ぎ，また時宜を得た医療介入を行う必要がある。常用薬の不足から容体悪化してしまった事例もあることから，被災者もいつでも被災する可能性を考慮し，お薬手帳をカバンに入れて持ち歩いたり，スマートフォンの電子お薬手帳を利用する，慢性疾患の薬を非常用に 1 週間分準備しておくなどの備えも大切である。災害拠点病院において医療物資不足，ライフラインの途絶が PDD の原因にな

り得ることを念頭におき，これらの整備を含めた業務継続計画（BCP）の策定が必要である。

d. 非災害拠点病院の課題

　一方，非災害拠点病院では，ライフラインの途絶，医療物資不足がPDDに影響していることが示唆された。これは，非災害拠点病院のライフラインや医療物資備蓄が災害拠点病院ほど整備されていないことをうかがわせる。支援者はこれらを念頭において準備・活動を行うことが必要である。自家発電設備のない非災害拠点病院で，十分に吸痰ができないために，高齢者の呼吸状態が悪化してPDDとなっていた症例が多くみられた。すべての非災害拠点病院に自家発電設備を配備することが難しいため，電源を使わずに十分に吸痰できる装置の開発や発電機の準備が必要であると考えられる。

　また，非災害拠点病院（特に沿岸）には，発災前より長期間入院している慢性疾患患者も多く，震災の影響で治療を縮小せざるを得なくなり，余命を短くした可能性のある患者が散見された。その多くは高齢であり，認知症や寝たきり，家族背景から転院も難しいと考えられ，このような災害時要配慮者に対する災害時医療支援のあり方について社会全体の問題として議論を深めなければならない。

　さらに，非災害拠点病院では，域内搬送不能によりPDDとなっていた症例も認めた。被災域内外問わず，被災病院から搬出できれば，救命できた可能性があったことが示唆された。非災害拠点病院には，衛星携帯電話やMCA無線などの情報伝達手段を有していない施設も多く，また搬送手段も自前では用意できない施設が多いことから，災害対策本部などから病院に対して積極的に搬送が必要な傷病者の有無を調査する必要があると考えられた。

e. BCPの重要性

　われわれの調査では，東日本大震災発災時に災害拠点病院における備蓄が十分でなく，県の災害対策本部に補給の依頼を行わなければならなかったことが判明している。PDDの主な原因となっているライフラインの途絶，医療物資不足，人的資源不足，域内搬送計画はBCPとして対応すべき事項であり，PDDの原因の43.0%（99/230）を占めていた。災害拠点病院のみならず，特に一般病床数の少ない非災害拠点病院，療養病床をもつ病院におい

てもこれらの整備を含めた BCP の策定が必要である。

4) 今後の防ぎえた災害死を減らすために

東日本大震災後に起きた，平成 28（2016）年熊本地震，平成 30（2018）年北海道胆振東部地震においては，PDD の研究は行われていない。

わが国で発生が予測されている地震で特に被害の大きなものとして，首都直下地震，南海トラフ地震がある。いずれも 30 年以内の発生確率は 70％程度と推定されている。首都直下地震で都心南部が震源となる最悪の場合は，首都圏全体で最大 23,000 人が亡くなり，その約 7 割は火災によると予測している。また，南海トラフ地震による死者数は最大で 323,000 人，その 7 割が津波，2.5 割が建物倒壊によると予測している。

いずれも最大の被害が生じた場合，東日本大震災よりも被害は大きく，また受傷機転も異なるため，BCP の整備を含めた準備とともに，柔軟に対応できるようにしておくことが必要である。

（山内　聡）

参考文献

- 辺見浩（主任研究者）：平成 13 年度厚生科学特別研究　日本における災害派遣医療チーム（DMAT）の標準化に関する報告書．2002.
- 日本集団災害医学会 監：DMAT 標準テキスト 改訂第 2 版．へるす出版，2015.
- Yamanouchi S, Sasaki, H, Tsuruwa M, et al：Survey of preventable disaster death at medical institutions in areas affected by the Great East Japan Earthquake: a retrospective preliminary investigation of medical institutions in Miyagi Prefecture. Prehosp Disaster Med 30(2)：145-151, 2015.
- Yamanouchi S, Sasaki H, Kondo, H, et al：Survey of preventable disaster deaths at medical institutions in areas affected by the Great East Japan Earthquake: retrospective survey of medical institutions in Miyagi Prefecture. Prehosp Disaster Med 32(5)：515-522, 2017.
- 山内聡：宮城県における防ぎえる災害死に関する研究，小井土雄一（研究代表）：東日本大震災の課題からみた今後の災害医療体制のあり方に関する研究（平成 27 年度厚生労働科学研究費補助金　地域医療基盤開発推進研究事業），pp31-34, 2016 https://mhlw-grants.niph.go.jp/project/25582（2024 年 12 月 15 日アクセス）
- Kudo D, Furukawa H, Nakagawa A, et al：Resources for business continuity in disaster-based hospitals in the Great East Japan Earthquake: Survey of Miyagi Prefecture disaster base hospitals and the prefectural disaster medicine headquarters. Disaster Med Public Health Prep 7(5)：461-466, 2013.
- 山内聡：大震災による健康リスク（1）—災害死．日医会雑誌 146 特別号（2）：S158-S160, 2017.

202　第6章　災害支援の様々な場面における多職種連携

Ⓑ 災害関連死

1) 災害関連死とは

　災害関連死の定義は2019年4月に内閣府によって整理された。それによれば，災害関連死とは，「当該災害における当該災害による負傷の悪化又は避難生活等における身体的負担による疾病により死亡し，災害弔慰金の支給等に関する法律（昭和48年法律第82号）に基づき災害が原因で死亡したものと認められたもの（実際には災害弔慰金が支給されていないものも含めるが，当該災害が原因で所在が不明なものは除く）」としている[1]。災害関連死という用語の定義の背景には災害弔慰金支給という制度がある。そのため，筆者は医学的には間接死（indirect death もしくは indirectly-related disaster death）という用語を用いるべきと考えている。間接死は災害を引き起こした（1次）ハザードの直接的な影響ではなく，被災地での環境悪化等の2次，3次ハザードに起因する死亡である。災害を引き起こしたハザードの直接的な影響で死亡する直接死（direct death もしくは directly-related disaster death）と対比される。一般に医療従事者が「災害関連死を防ぐべきだ」というときには，弔慰金支給の対象になったかは関係がなく，間接死の意味で用いられていることが多い。

　内閣府では2021年に災害関連死事例集（増補版）を作成した[2]。このなかでは災害関連死の原因分類を行っており，**表6-6**の内容があげられている。住民の移動に伴うものや避難所を含む避難先の生活環境の悪化，医療・介護提供体制の不備，ライフラインの断絶，心身の負担などがその原因としてあげられている。注意したいのは「(13) 災害による負傷」も入っている点である。これは上記の考えでは直接死であり，弔慰金の支払いが災害関連死の定義に含まれるためと考えられる。

2) 間接死を防ぐために

　間接死を防ぐために以下の視点が必要である。

① 災害関連死の原因分類（表6-6）

　あげられている原因を解除できれば，死亡が発生しないということになるが，事前準備等で比較的容易に対応できるものから，対応が困難なものまで様々である。前者についてはしっかり対応したい。

表 6-6　災害関連死の原因分類

(1) 転居・移転（入退院を含む）【70件】	
(2) 避難所外（在宅や親戚宅等）における生活環境	①避難生活の継続（疲労やストレスの蓄積等）【28件】
	②自宅における生活【19件】
	③病院，介護施設における生活【6件】
	④応急仮設住宅における生活【3件】
(3) 避難所における生活環境	①空調設備不足等による高温（低温）下での生活【3件】
	②慣れない集団生活，周囲への気兼ねによるストレス等【3件】
	③高齢者等要配慮者をサポートできる体制への影響【1件】
	④直床での生活等による心身への負担【1件】
	⑤避難スペース不足によるプライベート空間確保困難等【2件】
(4) 服薬の中断【10件】	
(5) 車中泊【11件】	
(6) 被災のショック等（被害現場や自宅の損壊を目撃，災害への恐怖，家族の心配等）【20件】	
(7) 停電【20件】	
(8) 断水【11件】	
(9) 医療体制・医療施設	①施設損壊等による病院施設の影響【3件】
	②病院の被災等により入院の受入れができず，初期治療が遅延【3件】
	③病院の被災等に伴う転院【6件】
	④停電に伴う空調停止による高温（低温）下での生活（病院）【1件】
	⑤断水による病院施設への影響【1件】
	⑥停電に伴う在宅医療機器の停止【2件】
(10) 介護体制・介護施設	①施設損壊等による介護施設への影響【6件】
	②介護施設の被災等に伴う転所【8件】
	③停電に伴う空調停止による高温（低温）下での生活（介護施設）【3件】
	④停電による介護施設への影響【1件】
(11) 多量の塵灰の吸引	①被災した自宅の復旧作業等における塵灰の吸引等【5件】
(12) 被災者自身による復旧作業等による心身への負担【19件】	
(13) 災害による負傷	①被災時の負傷【5件】
	②避難生活時の負傷【4件】
(14) その他	①被災・避難時における過酷な状況（身体が水に浸かる等）【7件】
	②避難所等と自宅の往復生活による心身への負担【3件】

（内閣府：災害関連死事例集　本編，p13
https://www.bousai.go.jp/taisaku/hisaisyagyousei/kanrenshijirei.html より作成）

② 災害（防災）サイクル

災害が発生するとその直後の対応に注目が集まる。しかし災害急性期は短く，亜急性期または準備期のほうが長い。災害（防災）のサイクルのなかで大まかに発災前，発災後に分ける。

③ ICF モデルと生活不活発病

ICF（International Classification of Functioning, Disability and Health；国際生活機能分類）のモデルは介護分野でも活用されるモデルである（**図6-2**)[3]。個人の健康状態に影響を与えるレベルとして心身機能，活動，参加の各レベルがある。それらに影響を与える背景因子として環境因子と個人因子がある。災害は環境因子の激変といえ，それが参加や活動の低下を引き起こし，その結果，心身機能が低下することが生活不活発病である。生活不活発病は心身機能を低下させ，間接死の原因となりうる。また環境因子が直接心身機能に影響を与えることもありうる。この影響が著しく，心身機能を完全に停止させたものを直接死と解することもできる。ICFのモデルは災害時の健康変化や支援アプローチを考えるうえで基本的なモデルになる。

例えば，東京電力福島第1原子力発電所事故後の福島県では，多くの住民が県内外に避難した。2011年7月から一時立入で住民は短時間の帰宅が認められ，自宅に戻り必要品を持ち帰った。ある住民は趣味の茶道具を持ち帰った。その道具は放射性物質スクリーニングを経て，放射性物質の汚染がないことが確認されていたのだが，当人は汚染しているのではないかと考え，使えなかったという。今まで一緒に趣味を楽しんでいた友人も近くにいない。これらの要因によって参加や活動のレベルが抑制されれば，心身機能

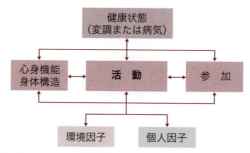

図6-2　生活機能モデル（WHO，2001）
（障害者福祉研究会編『ICF 国際生活機能分類―国際障害分類改定版』中央法規出版，p.17, 2002.）

の低下を起こす。

　茶道具に放射性物質の付着がないか再度測定，汚染がないことを確認し，本人の話を聞いて不安を軽減することも1つの方法である。この場合の介入は，ICFの背景因子である環境因子（汚染のない茶道具）と個人因子（リスク認知）の支援に相当し，活動レベルの改善に寄与する。一方，友人が戻ってくることはそれぞれの家族の事情もあり，仮に友人に1日だけ支援として戻ってきてもらったとしても，生活不活発病は毎日のことであり，支援としては難しいものがある。友人が近くにいて一緒に活動できれば，環境因子の改善から参加レベルや活動レベルの改善がはかられると考えられるのだが。

④ ポピュレーションアプローチとハイリスクアプローチ

　前者は1次予防であり，集団全体のリスクを低減するための方策である。後者は2次予防であり，リスクの高いもののリスクを低減する方策である。これらは集団に対するアプローチであることに注意をする。

3) 事例

　東日本大震災等で筆者が直接的・間接的に経験した事例を一部修正し，上記の視点から検討する。

a. 事例 1

　高齢女性。震度7の地震で自宅が倒壊，救助が到着したのは発災後3日目，死亡していた。遺体に損傷はなく低体温症が原因で死亡したと推定される。

　この場合の死亡は直接死に該当する。ただし弔慰金の支給対象となれば定義上，違和感はあるが災害関連死ともいえる。その意味で災害関連死の原因分類を行うとすれば，「(13)災害による負傷　①被災時の負傷」に分類される。また救助体制の点で課題があったとすれば「(14)その他」にも分類されうる。

　災害サイクルでみると，耐震化がはかられた家屋であれば自宅が崩れずに受傷しなかった可能性がある（発災前の対応）。また，救助がより迅速に行われていれば低体温症で死亡しなかった可能性がある（発災後の対応）。ICFのモデルでは，環境因子の激変（家の倒壊，低温）が直接的に心身機能レベルに損傷を与えたものであり，環境因子の改善（耐震化を進めること，

救助体制の整備など）に必要性が指摘される。ポピュレーションアプローチとしては，自宅耐震化の啓蒙や耐震診断の普及，緊急地震速報の精緻化・迅速化，避難行動の迅速化があり，ハイリスクアプローチとしては，耐震化の脆弱な家屋に対する耐震化促進のための補助金制度設置などがあげられる。

b. 事例2

70歳代独居男性。避難指示が解除になった地域で暮らしていた。「電気も水道も使わずに閉じこもっている」と市町村保健センターに別居の兄弟より相談。うつ病の既往あり。

保健師と訪問すると，「水道代を払えない」「電気代も払えない」「食事をするとトイレに行きたくなるが流せないのでご飯を食べられない」など貧困妄想が目立つ。また「猫がいるので入院できない」とも言う。猫のための自動給餌器を配置し，保健師が繰り返し訪問することで入院につながり，うつ症状が軽快し退院，その後は独居で通常の生活をすることができた。

本例は死亡していないが，仮に何の介入もない場合には，餓死や低体温による死亡が起こる可能性があり，災害関連死の原因分類では「(2) 避難所外（在宅や親戚宅等）における生活環境」の「②自宅における生活」に分類されると思われる。

発災前には既往のうつ病をコントロールしておくこと，発災後の対応としては同様に治療が継続できる環境を維持することがあげられる。

ICFのモデルでは環境因子の激変が，参加，活動，心身機能のいずれのレベルにも作用している。発災後の対応として，本例ではすでに心身機能が低下していることから，心身機能回復のために受診（医療介入）をすることが優先である。

ポピュレーションアプローチとしては，住民を孤立させないよう全般的な復興の推進と社会参加できる場の創出（ICFの参加レベルへの介入），うつ病自体の普及・啓発（参加レベルの介入：ゲートキーパーとして地域住民がうつ病を理解し，早期発見につながること），相談の場の設定（ICFの環境因子の改善）などがあげられる。ハイリスクアプローチとしては，すべての災害サイクルの時期において，メンタルヘルスに関するスクリーニングの実施，個別援助の早期開始，適切な医療機関への受診勧奨などがあげられる。

4）多職種連携による災害間接死の予防

　災害に起因して様々な健康課題が表面化するが，地域に分散していた既存の問題が避難所や仮設住宅に住民が集合することで顕在化する側面もある。そのため平時の健康課題を解決しておく必要がある。例えば災害時に応急仮設住宅でのいわゆる孤独死が注目されるが，平時においても同様のケースは発生している[4]。

　被災地の健康課題を解決するためには，多職種が連携しなくてはならない。各専門職は被災地域の保健医療福祉調整本部と連携する必要がある。本部長や本部がそれぞれの専門職の特徴を知っているとも限らない。本部を運営することになる人々（自治体職員，災害医療コーディネーター，統括DMAT，日赤コーディネーター等）が，各職種の特徴を事前に理解している必要がある。また各専門職は自らの職種が被災地の健康問題にどう関与できるのか，説明する必要もある。保健医療福祉だけでなく，避難行動要支援者のケアについては防災部局との連携も必要になる。

　藤垣らは，東日本大震災の反省として「日本は原子力研究，地震研究，津波研究などそれぞれの分野では世界トップクラスの研究をしていたのに，なぜそれらが連携して事故を防げなかったのか，ということが学術界でも真剣に議論された。そしてその理由は，分野と分野の間の連携ができていなかったこと，多様な知の結集ができていなかったことであり，それこそ隣の領域に口出しできる習慣がなかったことだという点が示唆された」とし，「多様な知を結集するためには，異なる領域間の往復，専門知と素人の知との間の往復が必要。往復の技術を培うために，リベラルアーツ[※1]があり，これは現代の専門家に必須の技術であると考えられる」としている。専門家のためのリベラルアーツとして

　（1）自分の学問が社会でどういう意味をもつか
　（2）自分のやっている学問をまったく専門の異なる人にどう伝えるか
　（3）具体的な問題に対処するときに他の分野の人とどのように協力できるか

という点を指摘した[5]。これは学問分野だけではなく，支援の現場でも各専門職に求められる技能である。

[※1]　自由な思考をするために必要とされる学問領域，知識や能力

医療安全の分野ではノンテクニカルスキル（non technical skills；NTS）の重要性がいわれており，具体的にはコミュニケーション，チームワーク，リーダーシップ，状況認識，意思決定である[6]。これらは災害時のCSCA-TTT[※2] の medical management（CSCA）と重複する。同時に被災地ではそれぞれの専門職固有のテクニカルスキル（TS）も求められる。これは medical treatment（TTT）に相当する要素である。各専門職はTSについて研鑽を積んでいるが，NTSの教育はTSと比して脆弱である。例えば JIMTEF災害医療研修[7] は多職種連携のための災害医療研修であり，このような研修を利用し多職種連携をはかることは，間接死を防ぐために重要である。

（小早川義貴）

引用文献

1) 内閣府：災害関連死の定義について．平成31年4月
   https://www.bousai.go.jp/taisaku/kyuujo/pdf/r01kaigi/siryo8.pdf（2024年12月15日アクセス）
2) 内閣府：災害関連死事例集（増補版）．令和5年5月
   https://www.bousai.go.jp/taisaku/hisaisyagyousei/kanrenshijirei.html（2024年12月15日アクセス）
3) 大川弥生：「よくする介護」を実践するためのICFの理解と活用，p18，中央法規，2009.
4) 内閣府：令和5年版高齢社会白書．2023
   https://www8.cao.go.jp/kourei/whitepaper/w-2023/zenbun/pdf/1s2s_04-3.pdf（2024年12月15日アクセス）
5) 藤垣裕子：隣の領域に口出しすること：専門家のためのリベラルアーツ，村上陽一郎編：「専門家」とは誰か．pp31-52，晶文社，2022
6) Flin R, O'Connor P：Safety at the Sharp End：A Guide to Non-Technical Skills, CRC press, 2008
7) 国際医療技術財団ウェブサイト
   https://www.jimtef.or.jp/work/disaster.html（2024年12月15日アクセス）

※2 英国で開発された標準的な災害教育プログラムであるMIMMS（Major Incident Medical Management and Support）が提唱する体系的な大規模災害対応に必要な7つの基本原則。
C：Command and Control（指揮・統制），S：Safety（安全），C：Communication（情報伝達），A：Assessment（評価），T：Triage（トリアージ），T：Treatment（治療），T：Transport（搬送）

Ⓒ 避難所の生活環境と健康被害

1）変わらぬ避難所の環境

　日本の急性期避難所は100年間ほぼ変わっていない。図6-3 は1923年発災の関東大震災後の避難所と2024年発災の令和6年能登半島地震後の避難所の様子である。床に直接座ったり，寝たりする，いわゆる「雑魚寝の避難所」である。2011年発災の東日本大震災では災害関連死が多く，その多くが劣悪な避難所環境によるものと復興庁が報告している〔表6-7，項目3（太ケイ部分）〕。

　そして東日本大震災を経験した後で発災した平成28年熊本地震でも厳しい環境の避難所が多く，災害関連死も多かった。さらに令和6年能登半島地震でも雑魚寝，食料不足，トイレ不足など厳しい環境の避難所が多く，避難所からの救急搬送数は771人と報道され[1]，災害関連死申請が少なくとも100人あり，そのうち26人が認定されている（2024年5月23日現在）。阪神・淡路大震災以降の災害関連死者数は5,000人を超えており，それだけで二次的な大災害であるといえる。このように先進国でありながら現在も日本の急性期避難所は劣悪な環境であり，今後の災害でも災害関連死が多発する可能性が高い。

　厚生労働省は，避難所生活での健康被害として，感染症（下痢・嘔吐などの消化器系，咳などの呼吸器系），慢性疾患（慢性腎不全，糖尿病）の悪化，

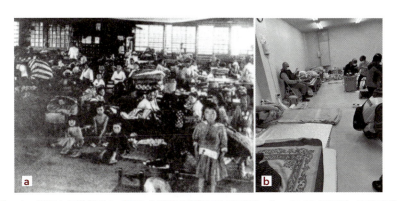

図6-3　関東大震災後時の「砂町小学校内避難民収容状況」（a，1923年撮影，東京都公文書館所蔵），と能登半島地震の避難所（b，2024年1月21日）

表 6-7　東日本大震災の災害関連死〔原因区分別（複数選択）〕

	1-1 病院の機能停止による初期治療の遅れ	1-2 病院の機能停止（転院を含む）による既往症の増悪	1-3 交通事情等による初期治療の遅れ	2 避難所等への移動中の肉体・精神的疲労	3 避難所等における生活の肉体・精神的疲労	4-1 地震・津波のストレスによる肉体・精神的負担	4-2 原発事故のストレスによる肉体・精神的負担	5-1 救助・救護活動等の激務	5-2 多量の塵灰の吸引	6-1 その他	6-2 不明	合計
岩手県および宮城県	39	97	13	21	205	112	1	1		110	65	664
福島県	51	186	4	380	433	38	33			105	56	1,286
合計	90	283	17	401	638	150	34	1		215	121	1,950

（備考）1．市町村からの提供資料（死亡診断書，災害弔慰金支給審査委員会で活用された経緯書等）を基に，復興庁において情報を整理し，原因と考えられるものを複数選択。

（復興庁：東日本大震災における震災関連死に関する報告，p23，平成 24 年 8 月 21 日 https://www.reconstruction.go.jp/topics/20120821_shinsaikanrenshihoukoku.pdf より転載）

深部静脈血栓症（DVT），生活不活発病，熱中症，低体温症，口腔衛生の問題（虫歯，歯周病），便秘，心理的ストレスなどをあげている。ここでは，DVT について触れたい。

2) 深部静脈血栓症 (deep venous thrombosis ; DVT) の高い発生率

　震災後の DVT は避難所での下肢静脈エコー検査により平成 16（2004）年新潟県中越地震で初めて報告され[2]，その後平成 19（2007）年能登半島地震[3] および新潟県中越沖地震[4]，平成 20（2008）年岩手・宮城内陸地震[5]，2011 年発災の東日本大震災[6-8]，平成 28（2016）年熊本地震[9]，2018 年発災の北海道胆振東部地震[10]，2019 年発災の令和元年東日本台風[11] など多くが報告されている。

　そのため災害後のエコノミークラス症候群または DVT 予防の必要性は国・自治体で認識されている。しかし 2024 年 1 月 1 日に発災した令和 6 年能登半島地震の避難所においても DVT が多発し，肺塞栓症も見つかってい

る。奥能登（穴水町，輪島市，能登町，珠洲市）の避難所において，1月8日から3月23日までに1,291人に下肢静脈エコー検査を行ったところ115人に下腿DVTを認め，1人は大腿静脈まで進展し肺塞栓症を合併していた（榛沢ら調べ）。またDVT陽性率は避難所によって異なり，0～20％と差を認めた。

　一方，欧米人のほうが日本人よりDVTが多いにもかかわらず欧米の避難所で静脈血栓塞栓症（DVTと肺塞栓症を合わせた疾患群：venous thrombo-embolism；VTE）が増加したという報告はほとんどない。あるのは日本と同様な雑魚寝状態であった1940年の第二次世界大戦中の空爆によるロンドン地下鉄避難所（防空壕）において肺塞栓症が前年の6倍になったことが報告されているのみである[12]。そしてその報告者は避難所に簡易ベッドの必要性を訴えた。そこで国とロンドン市は戦争の最中であったにもかかわらず20万台の仮設ベッド（cots）を地下鉄駅構内に設置した[13]。その後避難所（防空壕）での肺塞栓症はなくなったという。このことは現在でもロンドン交通博物館などでその当時の様子が展示されて後世に伝えられている。

3) 簡易ベッドの有用性

　こうしたこともあると考えられるが，欧米の避難所と日本の避難所の一番の違いは簡易ベッドを全員が使っていることである。日本でも東日本大震災後に段ボール製の簡易ベッドが考案され，複数の避難所で使用された。福島市あずま体育館避難所での段ボールベッド使用1～2か月後，179人（男性78人，女性101人，平均年齢50±10.5歳）にアンケート調査を行った結果，「立ち上がるのが楽になった」が92.2％，「体が楽になった」87.2％，「よく眠れるようになった」80.4％，「気持ちが楽になった」が82.7％，「布団の湿り気が少なくなった」80.0％，「咳・鼻水が少なくなった」67.6％など老若男女問わずベッド導入で避難所生活の改善が認められた。また，植田らは東日本大震災避難所において実際に避難所へ段ボールベッドを導入し被災者に使ってもらった結果，被災者の活動度が有意によくなり，DVTが減少し，Dダイマー値も血圧も有意に低下したことを報告している[14]。さらに，鎌田らは平成30年北海道胆振東部地震避難所において下肢静脈エコー検査を行ったところ，避難所のDVT陽性率と段ボールベッドおよび水洗トイレの有無が有意な関連を認めたことを報告している[10]。一方，前述したように欧

米の避難所で VTE が問題になったことはほとんどない。

4) エミリア地震における避難所

　それでは欧米の避難所はどのようなものなのか。図 6-4 は 2012 年に発災したイタリア北部地震（エミリア地震）のフィナーレ・エミリア市の避難所である。歩いて入れる大型テントによる避難所で，家族ごとに割り当てられ，中にはベッドがあり，床には厚いカーペットが敷かれていた。さらに各テントに 2 つずつ冷房装置が配備されていた。

　図 6-5 は避難所のトイレである。トイレは水洗でコンテナ式であった。コンテナの中に洗面所と便器があり，雨が降ってもコンテナの中で待てるようになっていた。公園にあるトイレを小型化して運べるようにしたものであった。

　図 6-6 は大型テントを使った食堂とキッチンコンテナである。イタリア

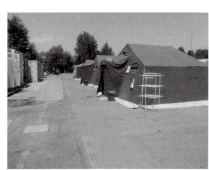
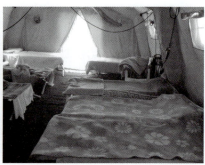

図 6-4 フィナーレ・エミリア避難所と内部（2012 年 7 月）

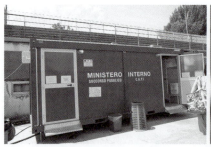
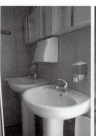
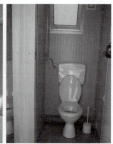

図 6-5 フィナーレ・エミリア避難所の水洗式のコンテナトイレ（2012 年 7 月）

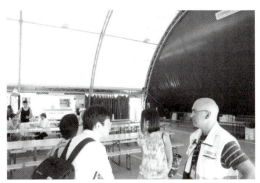

図 6-6　フィナーレエミリア避難所の大型テントによる食堂とキッチンコンテナ（2012年7月）

の避難所では宗教的な例外は認めるが，基本的に食事は食堂で行い，テント内での食事は原則的に禁じられている．衛生的な配慮から寝食分離している．また食事は避難所内のキッチンカー，キッチンコンテナなどで調理されたものを供し，ボランティアがテーブルまで持っていって配膳し，被災者が取りにいくことはしない．これは混雑防止と感染症対策のためであった．イタリアではこのような避難所を3日以内に整備することを目標にしている．

　米国もイタリアと同様の災害急性期避難所環境の基準がある．**表 6-8** は 2011 年の米国疾病予防管理センター（Centers for Disease Control and Prevention；CDC）の急性期災害避難所環境アセスメントシートである（現在のアセスメントシートでは 100 項目を超えている）．これを見ると米国においてもイタリアの避難所と同じことを要求していることがわかる．そこで東日本大震災避難所の DVT 陽性率と CDC の急性期災害避難所環境アセスメントスコア（アセスメントシートの各項目を1点とした総点数）との関連を調査した．その結果，**図 6-7** に示すように明らかに逆相関していた．すなわち避難所環境が悪いほど避難所での DVT 陽性率が高かった．さらに東日本大震災の福島県から新潟県に遠隔地避難した避難所を市町村ごとに血圧と DVT との関連を調べたところ**図 6-8** のように相関を認め，避難所の DVT は高血圧との関連も示唆された．また下肢静脈エコー検査を施行した日にちが早いほど DVT と高血圧の陽性率が高い傾向であったが，新発田市の避難所で特に DVT 陽性率が高いのは南相馬市原町区避難所からの被災者

214　第6章　災害支援の様々な場面における多職種連携

表6-8　米国疾病予防管理センター（CDC）急性期災害避難所環境アセスメントシート2011

1. 避難所建物に被害なし	**ゴミ**
2. 入館者のチェックがあった	33. ゴミ置き場の数は十分であった
3. 水道は使えた	34. ゴミの選別はされていた
4. お湯が使えた	35. ゴミは適度に処理されていた
5. 空気は汚れていなかった	36. ゴミは適度に貯められていた
6. 一人あたり3.3平米以上あった	37. ゴミは定期的に運び出されていた
7. 事故の危険はなかった	**子どもの遊び場(準備されていなければ全部x)**
8. 虫などの侵入がなかった	38. おむつ換えの場所は清潔であった
9. 電気が使えた	39. 子どもの遊びに手洗い場はあった
10. 停電用発電機があった	40. 遊具は十分あった
11. 室内の気温は寒くなかった	41. 遊具は安全であった
食事	42. 子どもの食事場所は清潔であった
12. 避難所で食事を作っていた	43. 面倒を見る大人の数は十分だった
13. 避難所で食事を配膳していた	44. 遊び場は受け入れられる清潔度であった
14. 食事は十分供給されていた	**ベッド (準備されていなければ全部x)**
15. 食事は十分ストックされていた	45. 十分な簡易ベッド，マットなどがあった
16. 食事は冷たくなかった	46. 十分な簡易ベッドの供給があった
17. 食事の前の手洗いが可能であった	47. ベッド（布団）の定期的な交換があった
18. 食器洗いが可能だった	48. 十分なベッドスペース（3.3平米以上）
19. 清潔なキッチンがあった	49. 受け入れられる清潔度であった
飲料と氷	**ペットケア (準備されていなければ全部x)**
20. 十分な飲料水があった	50. ペット同伴が可能だった
21. 十分な氷が使えた（冷凍庫があった）	51. ペットの世話をしてもらえた
22. 安全な水が使えた	52. ペット専用区域があった
23. 安全な氷が使えた	53. ペットに受け入れられる清潔度であった
医療	**その他**
24. 感染の流行はなかった	54. 身体障害者に配慮があった
25. 常駐の医療班がいた	55. 下水処理が可能だった
26. 常駐の相談員がいた	
清潔度	
27. 洗濯機は十分あった	
28. トイレの数は20人に1個以上あった	
29. シャワー室があった	
30. 手洗い場は20人に1個以上あった	
31. トイレットペーパーなど十分あった	
32. トイレが受け入れられる清潔度であった	

　が多く，その避難所は非常に厳しい環境であった影響と考えられた。これらは避難所での高血圧が避難所環境から生じることも間接的に示唆している。

　避難所の生活環境は被災者の健康に被害を及ぼすことは明らかであり，日本でも欧米と同様な環境の避難所を整備すべきである。さらに北海道胆振東部地震では発災4日後に雑魚寝の避難所で肺塞栓症の発症が報道されている[15]。したがって避難所環境整備の迅速性も重要であり，日本でも欧米で目標としている48時間以内のベッド，トイレ，食事などの環境整備を行う必

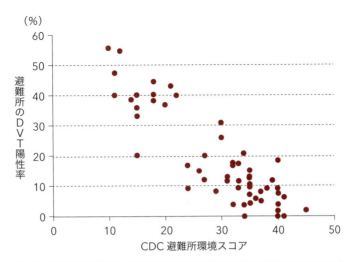

図 6-7 東日本大震災の避難所における米国 CDC 災害急性期避難所アセスメントスコアと DVT 陽性率

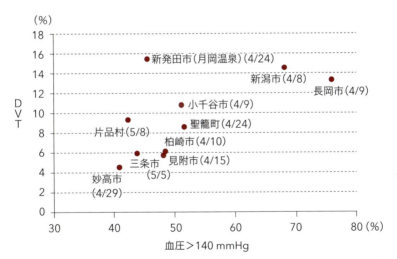

図 6-8 東日本大震災遠隔地市町村の避難所における 40 歳以上の高血圧と DVT の平均陽性率〔( ) は検査日〕

216 第6章 災害支援の様々な場面における多職種連携

要がある。

（榛沢和彦）

引用文献

1) 北國新聞：〈1.1 大震災〉避難所から搬送 771 人　長期化，災害関連死の対策急務．2024 年 5 月 16 日版
2) 榛沢和彦，林　純一，大橋さとみ，他：新潟中越地震災害医療報告：下肢静脈エコー診療結果．新潟医学会雑誌 120(1)：15-20, 2006
3) 寺上貴子，大場教子，森下英智子，他：2007 年能登半島地震における深部静脈血栓症の発生状況．臨病理 57(5)：411-416, 2009
4) 榛沢和彦，岡本竹司，佐藤浩一，他；新潟県中越沖地震における DVT 頻度．Ther Res 29(5)：641-643, 2008
5) 榛沢和彦，岡本竹司，佐藤浩一，他：岩手・宮城内陸地震の DVT 頻度：避難環境との関連．Ther Res 30(5)：572-574, 2009
6) 植田信策，榛沢和彦：大規模災害における静脈血栓塞栓症―東日本大震災時の宮城県石巻市．血栓止血誌 33(6)：632-638, 2022
7) 大西秀典，平内啓正，前田文江，他：これまでの DVT 検診活動の軌跡―東日本大震災（亘理町・山元町）から熊本地震（阿蘇地区）を中心とした報告．血栓止血誌 33(6)：655-660, 2022
8) 高瀬言弥：東日本大震災における福島県内避難所における DVT 予防啓蒙活動および発生状況からの考察．血栓止血誌 33(6)：639-647, 2022
9) 坂本憲治，掃本誠治，橋本洋一郎，他：熊本地震後に発生した静脈血栓塞栓症と対策プロジェクト．血栓止血誌 3(6)：648-654, 2022
10) 鎌田啓輔，内田大貴，奥田紘子，他：北海道胆振東部地震における静脈血栓塞栓症発生状況 - 予防啓発活動における検診結果からの報告．静脈学 32(1)：5-10, 2021
11) 星研一，滝澤伸憲，山田美智治，他：令和元年東日本台風災害での長野医療圏エコノミークラス症候群予防検診の経緯と提言．血栓止血誌 33(6)：667-674, 2022
12) Simpson K：Shelter deaths from pulmonary embolism. Lancet 236：744, 1940
13) Ziegler P：London at war 1939-1945. Pimlico, 2002
14) Nara M, Ueda S, Aoki M, et al：The Clinical Utility of Makeshift Beds in Disaster Shelters. Disaster Med Public Health Prep 7(6)：573-577, 2013
15) HBC 北海道放送ニュース：「83 歳女性エコノミークラス症候群か　厚真町避難所で体調不良訴え病院搬送　北海道胆振東部地震」．2018 年 9 月 19 日配信

第7章 感染症パンデミックにおける多職種連携

1）感染症パンデミックとしての新型コロナウイルス感染症（COVID-19）

2019年末に中国武漢で発生した新型コロナウイルス（SARS-CoV-2）は瞬く間に世界中に広がり，2020年初頭から我が国でもこのウイルスに感染して新型コロナウイルス感染症（COVID-19）を発症する患者が多数発生する状況が繰り返し生じた。COVID-19専用の病床確保，入院・搬送調整，自宅や宿泊施設での療養における健康観察，臨時の医療施設，入院待機ステーション設置など，平時とは異なる保健医療体制が構築された。波のように不定期に繰り返す爆発的な感染拡大が生じて，外来受診や入院病床のキャパシティを超える事態から，救急搬送困難事例が発生するなど，医療逼迫と称される社会問題となり，まさに災害といってもよい事態であった。そうした観点からも，COVID-19の対応は災害時の対応と共通の健康危機管理の基本的理念に基づいて行われた。

危機時の対処の要点は，通常の仕組みが機能しない，または通常の対応では支障がある事態において，「悲劇を減じ回避する」ことを目的に，全体最適性の観点から必要な組織や運用の作り替えをすることにある。

2）自然災害と感染症パンデミックの違い

自然災害では発災直後の急性期に大きな医療需要が発生することが多く，災害対策基本法や災害救助法に基づいて，DMATやJMATなど被災地を支援する様々なチームや人材が，行政と協働して組織化した医療支援活動を行う。事前計画に基づき訓練や研修で習得したノウハウをいかして，発災急性期に医療系専門職人材が現地の医療活動を実施する。そして亜急性期以降に，地域住民の生活支援や健康維持を目標に保健所等の行政主体の支援活動へ転換されていく。大規模地震のような広域災害であったとしても，基本的に被災地域が限定される。こうしたことから，対応の主体は市区町村や都道

府県であり，甚大な被害の場合に国が支援する構造である。

　一方，感染症パンデミックの特性として，時間が経過するにつれて行政区域を容易に超えて感染が拡大する。グローバルに人や物が往来する現代において，国際的な新興感染症発生情報の把握と対応策の打ち出しが求められ，全国的な対応を国・政府主導で示していくことが肝要である。根拠法は感染症法であり，「新感染症」または「指定感染症」に位置づけられ，初期から行政機関である保健所の対応が中心となる。地域の医療機関や衛生研究所・検査機関と連携して診断と入院や治療の調整を実施するとともに，ワクチンや治療薬の開発と流通が確保されるまでの間，後述する調査によって感染拡大の抑制に努める。しかし，時間の経過に伴い感染が市中に浸透していくことが想定される。感染症医学分野や危機管理分野の各専門家の知見を活用しつつ，適宜施策の変更を加えながら，患者数の拡大に応じて対応医療機関を拡大していくことになる。

3）感染症パンデミックにかかわった多職種

　COVID-19 の保健医療対応における様々な職種の活動を示す。感染症パンデミックに対処する関係者として感染症医学を専門分野にしている人々が重要なステークホルダーであることは間違いない。しかし，一般の診療機関，公衆衛生行政や危機管理・災害対応をする人員や組織も欠くべからざるステークホルダーであり，相互に役割と業務を理解して協働することが肝要である。

a. 公衆衛生行政との連携

　災害等の危機事態に新たな保健医療体制を構築して実施するためには，行政との連携が非常に重要である。人や物を動かすためには財源の確保が不可欠であり，その手続きは医療界とは大きく異なる仕組みがある。例えば，患者の搬送は多くの地域で民間救急車が担い，ホテルを借り上げて宿泊療養を実施し，自宅療養者の健康観察や相談窓口業務を看護師や電話対応職員を抱える民間事業体に委託して行われた[1,2]。このように様々な取り組みを実行するためには，病院や診療所以外に保健所や行政職員に加えて，多くの民間事業者も活用される。そのための法的根拠や予算確保，委託契約は最初に検討すべき事項なのである。

また，感染症法と新型インフルエンザ特別措置法に基づいて，強い権限の執行が行われた。例えば，感染症の診断をした市井の医師は法に基づいて保健所に発生届を出す。この際に診断した医師から細かい情報を聞き取り，保健所が感染者や感染の可能性がある人（濃厚接触者）に対してプライバシーにかかわる調査や行動の制限をかける。社会への感染の拡大を抑えるために認められた保健所の特別な権限である。診療にあたる医師や看護師にとって負担となる発生届がなぜ必要なのか理解し，遵守して情報を共有する姿勢が肝要である。

公衆衛生行政の前線で対応したのは保健所の職員であり，所属する行政医師や保健師の果たした役割は非常に大きい。爆発的に患者が増え，軽症の患者に対応するために自宅・宿泊療養が実施されたが，その間の健康観察は保健所の果たすべき役割とされた。特に今回の COVID-19 対応では，患者が発生すると遡って接触した人を炙り出す接触者調査を行い，発症前に感染している可能性がある人を濃厚接触者として指定し，行動を制限することまで行われた。こうした活動は異常に感染伝播性が高い変異のオミクロン株が登場する前の初期には一定の効果を発揮して，感染拡大の速度を抑えることに貢献した。一方で，職員は長期間日夜業務に忙殺され，心身の疲労は大きな課題であった。

このような公衆衛生行政の地道な活動によって，感染拡大の抑制や時に収束というゴールを目指すことができることは，感染症公衆衛生の特性といえる。こうした保健師の活動は大規模地震などの自然災害においても，医療と保健の連動の観点から重視されている。特に亜急性期以降，地域住民との直接・間接のコミュニケーションを通して，発病や持病の悪化を阻止して健康維持に重要な役割を果たし，地域社会に内在するポテンシャルを引き出すことに貢献している。

b. 幅広い診療・研究分野の医療従事者との連携

現代医学ではどの分野においても専門分化が進んでいる。感染症学の分野に限っても様々な人材がかかわっている。疾患の診断治療に携わる臨床感染症内科の医師，感染拡大を抑える感染管理の専門家〔医療機関のなかでも感染対策チーム（infection control team；ICT）に所属する医師や看護師等〕，感染状況を分析する疫学研究者，ウイルスの特性やワクチン開発などを研究

する微生物・ウイルス学者や免疫学者など各種専門知見が求められる。特に新たな感染症が発生した初期にはウイルス特性，感染した際の疾病特性，適切な治療のあり方などの情報が迅速かつ適切に共有されることが肝要である。

しかし，こうした感染症医学を主たる診療研究分野にしている人材だけで，爆発的に増大する患者の対応ができるわけではない。現代の感染症診断にPCR検査，抗原検査などの臨床検査が欠かせない。多数の疑い患者が発生するなかで鼻咽頭粘膜からの検体採取に多くの人手が求められる。診療専門領域にかかわらず協力できる行為であり，多くの外科系医師や診療所の医師も参画して検査体制を確立した。

また，感染拡大期に一部の手術を制限して病床の確保が行われるなど，医療界全体の理解と協力が非常に重要であった。早期から感染症指定病床では入院キャパシティが不足したうえに，救急受診する患者の対応や重症患者の対応において，各種内科医，救急科医や集中治療医などが果たした役割は大きい。グローバルなパンデミックで問題になるのは死亡リスクの高い重症化する感染症であり，救急重症治療に求められる役割は大きかった。状態の悪い患者は様々な経路で救急外来を受診し，特にCOVID-19では重篤な肺炎をきたすことからECMO（体外式膜型人工肺）を装着する患者が多数発生した。集中治療室の病床数や業務に携わる医師，看護師，臨床工学技士などの不足や疲弊が顕著であったといえる。

c. 危機管理や現場対処の人員との連携

2020年2月に横浜港に寄港した大型クルーズ船ダイヤモンド・プリンセス号内でCOVID-19患者が発生した事案では，3,711人の乗員乗客のうち最終的に約2割の人が感染するアウトブレイクが起きた。こうした事態において，毎日発生する患者の入院先と搬送方法の確保に従事する人員や組織は想定されていなかった。

そこでDMATが患者搬送調整を担い，JMATや自衛隊の協力で船内活動が行われた[3-6]。当時DMATが感染症アウトブレイクに対応することは想定されていなかったが，長年の災害現場での支援活動の積み重ねから構築された様々なノウハウが生かされたといってよいであろう。

その後の市中感染拡大に際して，DMATなど災害医療従事者が長い期間

にわたり，全国の都道府県庁等の行政機関内で市中患者の搬送調整に従事した。また，高齢者福祉施設内でのクラスター発生は各地で問題となり，保健所による支援，感染管理を専門とする医師や看護師などに加え，DMAT も感染管理指導を含む支援活動に従事した。

d. 高齢者福祉施設の職員との連携

　世界で最も高齢化が進んでいる日本では様々な危機事案において高齢者への対応は大きなウエイトを占める。高齢者は転倒骨折，誤嚥性肺炎，ADL 低下，衰弱など潜在的に大きな医療需要の源となる。災害時にもこのことは重要で，DMAT の支援活動においても医療機関の次に優先的に対処すべき機関として高齢者等の福祉施設をあげている。COVID-19 の対応においても，前述したクラスター発生時に多くのかかわりをもった[7]。こうした施設職員とのコミュニケーションや協働は重要である。

　高齢者福祉施設において重要なカウンターパートになるのは介護士であるが，医療機関で仕事をしている医療系免許保有者とは，知識や理解の基盤が異なる。クライシスコミュニケーション[※]の手法としても，不安を抱える従業員に対して，決して頭ごなしに感染管理方法を押し付けることなく，リスクは何なのか，どのようにすれば対処できるのかをゆっくり時間をかけて説明していくことが肝要である。何度も繰り返し，根気よく時間をかけて寄り添うことを心掛ける必要がある。

e. 課題解決と将来へ向けた取り組み

① 国としての指令機能の強化

　新興感染症対策は，長期にわたり一定程度国民に行動制限を求めるなど，医学医療対応に留まらず，政治経済，外交，教育分野などにまたがる政策判断が必要になり，国が責任をもって担う必要がある。そのために大きな財源確保と各種関係領域との調整と多種多様な施策の打ち出しを迅速に行う必要がある。その実効性を担保するために，各省庁の対応を統括して政府全体の見地から迅速かつ的確な対応をする「司令塔機能」の強化策として内閣感染

※　危機事態が発生した際に何が起きたかどのようなリスクが考えられるか，どのような対応をするのかなどの情報を関係者や対外的に示すこと。

症危機管理統括庁が2023年9月に発足した。

　また，国の機関であった国立感染症研究所と国立研究開発法人であった国立国際医療研究センターを統合する形で，国立健康危機管理研究機構（Japan Institute for Health Security；JIHS）が2025年に創設される。初期の感染症対策に重要な疫学情報や検体の迅速な収集と解析機能をいかし，基礎的な研究開発の情報を治療法などの臨床研究につなげることが期待されている。

　平時に各種診療領域を有する総合病院機能まで包含することの意義など課題もあるが，いずれにしても法定化された後はこのような機関が行政の指揮機能と科学的支援機能の両輪となって将来の国家的対応を担うことになる。自然災害時の指揮系統とは異なる情報や指示の流れがあることを知る必要がある。

② 行政での調整機能や高齢者福祉施設などの現場支援機能の強化

　COVID-19対応において全国各地DMATの活動実績があった一方で，その活動根拠は明文化されていなかった。2022年2月に日本DMAT活動要領が改正され，DMAT活動に新興感染症まん延時の対応が加えられて，厚生労働省から通知され，「感染症の専門家とともに都道府県の患者受け入れを調整する機能を有する組織・部門での入院調整や，クラスターが発生した介護施設等の感染制御や業務継続の支援等を行う」と記載された。

　また，DMATによる医療支援と同様に，保健所職員は，感染者が爆発的に増大した時期でも感染経路の調査や，自宅・宿泊療養患者の健康観察に忙殺されたことの対策として，IHEAT（Infectious disease Health Emergency Assistance Team）が創設された（2023年4月地域保健法が改正されて法定化された）。都市部と地方部の間等，地域間で多少感染症流行状況は異なるので，比較的業務が安定している保健所設置自治体から登録されている医師，保健師，看護師，歯科医師，薬剤師，助産師，管理栄養士などの専門職を支援派遣する仕組みである。

③ 一般的医療機関を含めた感染症対応医療機関の連携強化

　2024年4月の感染症法改正により，今禍の様々な対応を前倒しして短期間で病床確保，外来，検査の体制を確立するなど，公立・公的病院の対応の義務化を前提とした協定締結などを求める方針が示されている。しかし，次の新興感染症の特性が不明ななかで，COVID-19と全く同様な感染症を前提としてよいものか疑問はあり，またワクチンや治療薬，抗原検査キットの

開発，PCR 検査試薬の供給などの周辺条件が異なることも想定される。新たな感染症が登場し，病原体や疾患特性が十分に把握できず，ワクチンや治療薬も十分に用意できる状況でない時期においては，厳重な感染防護具の使用など特殊な対応が求められる。限定された医療機関においてのみ対応することは当然であり，実際にそのように体制が構築された。ウイルス発生から月日が経過し，重症化率が低いオミクロン株に置き換わり，経口の抗ウイルス薬も使用できる状況や，国民の大半がワクチン接種または感染の経験による免疫を有する状況において，このウイルスは特別なものではなく，人々の生活に浸透した存在になった。しかし，一般の医療機関が広くこの疾患に対応する状況にはなかなかならなかった。未来の医療の受け皿として幅広い医療機関の参入にはまだ大きな障壁は存在する。この点に関してどのように取り組むべきかについては解決の糸口は見えていない。

④ 高齢者福祉施設との連携強化

　我が国には，2000 年から医療と福祉介護を分離し，それぞれ医療保険と介護保険による支払い制度がある。介護施設内での医療行為は制限され，医療機関の支援が義務化されていないなかで，連携する医療機関のかかわりも実際には形骸化したもので患者の病態悪化には対処できない施設が多くを占める状況であった。今後，医療と福祉介護の分離は高齢社会において見直すべき点が多々あり，施設開設要件として協力医療機関を確保することも検討されるであろう。

　災害医療に従事する関係者の間での相互理解や協働に限らず，被災者や一般国民の理解と協力がなければ対応の障壁になる。特に場所や人を限定することなく広がる感染症においてはなおのことである。リスクコミュニケーション，クライシスコミュニケーションの観点から平時と有事を考え，準備は欠かせない。

（阿南英明）

文献

1) 阿南英明：2. 自治体における医療体制整備. 尾身茂，脇田隆字 監，正林督章，和田耕治 編：令和 4 年度地域保健総合推進事業　新型コロナウイルス感染症対応記録. pp297-299，日本公衆衛生協会，2022

2) 阿南英明：新型コロナウイルス感染症の医療提供体制の振り返りと将来展望—神奈川県の取り組みを中心に．保健医療科学 71(4)：324-334, 2022

3) Takeuchi I：COVID-19 First Stage in Japan -How we treat 'Diamond Princess Cruise Ship' with 3700 passengers? Acute Med Surg 7(1)：e506, 2020

4) Anan H, Kondo H, Takeuchi I, et al：Medical Transport for 769 COVID-19 Patients on a Cruise Ship by Japan Disaster Medical Assistance Team. Disaster Med Public Health Prep 5. pp1-4, 2020

5) 正林督章：ダイヤモンド・プリンセス号への対応．Jpn J Disaster Med 27(Suppl)：7-9, 2022

6) 石川広己：ダイヤモンド・プリンセス号 COVID-19 集団発生における JMAT 活動．Jpn J Disaster Med 27(Suppl)：17-19, 2022

7) 近藤久禎，赤星昴己，松田宏樹，ほか：新型コロナウイルス感染症に対する災害医療対応．Jpn J Disaster Med 27(Suppl)：24-33, 2022

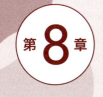

第8章 国際災害支援における多職種連携

1 国際災害のスタンダード

1) 外国の医療従事者との協働を含む「多職種連携」

　ある国が不幸にして大規模な災害に遭った場合，一義的には被災国内の医療関係者が主体となって自国民を救援し保護する。他方で，災害の規模があまりに大きい等の理由で自国の資源のみで対応できない場合に，外国政府や民間救援団体などからの支援が行われることがある。このような場合には国内外の医療関係者が協働して対応にあたるという状況が生じるため，国内の文脈における「多職種連携」はさらに複雑化し，外国の医療従事者（チーム）との連携という新たな課題が生じる。経験，知識さらには言語まで異なる者たちが集うことで，当然の帰結として対応現場に一層の混乱を引き起こすことは想像に難くないだろう。これを軽減すべく，関係者すべてに理解されるべき国際ルールが存在している。東京首都直下地震や南海トラフ地震のような壊滅的な災害の蓋然性が高まるなかで，国際文脈における多職種連携の基礎原理を理解することは今日的に非常に重要な意味をもつだろう。

2) 国際ルール整備の 10 年（2012 年〜）

　2012 年から現在に至るまで 10 年余の間に，国際社会における災害医療支援の仕組みは大きく発展した。端緒となったのは 2010 年のハイチ地震であり，リハビリ環境のない現地の社会情勢を考慮しない四肢切断など過度の医療措置が，外国から救援に集まった医療従事者によって施されたことが大きな問題として認識された[1]。これを直接のきっかけとして，WHO（世界保健機関）を中心とする各国の医療支援専門家が「EMT（Emergency Medical Team）イニシアティブ」に着手・牽引し，10 年のときを経て仕組みの大枠が整備された。

　2012 年頃の黎明期からフィリピン台風，ネパール地震，モザンビーク・

サイクロン，トルコ地震など数々の被災者支援の現場実践のなかで精錬され，同イニシアティブによって開発された仕組み[※1]は，災害医療支援を行う者にとって無視しては通れない実効性のある国際ルールという地位を確立してきた。10余年の時を経て同イニシアティブは円熟期にあり，新たな仕組みの開発と既存の仕組みの改善が現在進行形で進められている。

3) 具体的な仕組み

　この仕組みのなかでも，多職種連携という本書の命題からすると「クラシフィケーション（classification）」と「EMTCC」[※2]という2つのキーワードが特に重要だろう。

　クラシフィケーションとは，医療従事者の構成単位であるチームをあらかじめ規定された能力に応じて分類することである。能力分類はタイプ1，タイプ2，タイプ3および専門診療と分かれており，チームの総力としてどのような医療活動を提供できるのかを端的に表す。タイプ1はさらに巡回型と固定型に分けられ，軽度の医療処置とプライマリケアの提供を行う。タイプ2は入院外科診療施設であり，重症例に対する外科，産科診療，および入院が必要な症例の緊急治療を行う。入院機能の有無という点がタイプ1と2の最大の相違である。タイプ3はこれに加え集中治療を行う能力を有する。専門診療はリハビリテーションやメンタルヘルスケア，母子保健など専門領域に特化した医療サービスを提供する能力を有する。

　この類型化は被災地において日本の救急医療体制のような役割を果たす。つまり，比較的軽症であり入院の必要のない患者はタイプ1（1次救急）で担当し，重症患者の搬送先としてタイプ2（2次救急）が存在する。さらに重篤な患者はタイプ3（3次救急）が診察する。理論的には，被災地においてタイプ3を対応中心部に据え，タイプ2およびタイプ1が衛星的に配置され医療ニーズへの対応と搬送体制を形成する。これは車のタイヤのハブとスポークの関係になぞらえて，「ハブ・アンド・スポーク・モデル」と称される[2]。

　また，クラシフィケーション上で分類された各タイプが備えるべき能力が

※1　ルール・スタンダードの策定，手法の開発とマニュアル化，人材育成，登録・認証化など。

※2　Emergency Medical Team Coordination Cell：災害医療チーム調整セル

厳密に規定されており，例えば，1日に対応する患者の数，入院施設のベッド数，活動に応じた滅菌能力，1日の医療活動に利用する浄化水の日産量など枚挙に暇がない。これらは日本を含む同分野の専門家の知見を持ち寄って作成された最小基準（ミニマム・テクニカル・スタンダード）によって詳細に定められている。

　同様にクラシフィケーションと連動して，登録・認証システムも同イニシアティブの特筆すべき成果としてあげられる。国際社会においてどのチームがどのような能力（クラシフィケーション）に分類されるかという一覧が整備されるようになった。また，そのなかでも国際派遣を意図するチームに対しては2015年から認証システムが導入され，2024年5月時点において40チームがWHOによって認定されている[3]。

　災害現場において最も重要なのは，現場のニーズに合わせて必要とされているサービスを提供できる者（チーム）を過不足なく適時かつ合理的に配置することである。他方，単に「医療サービス」といっても内容は様々であり，外科，リハビリ，感染症対策，小児など専門性は数多存在する。提供されるサービスと質が玉石混交であれば，それだけニーズへのマッチングに時間がかかり難しくなる。上述のクラシフィケーションの整備は，災害医療分野において「能力（種類と質）の平準化」をもたらした点で非常に画期的であった。

4) 大きな進展を遂げた医療支援調整

　EMTイニシアティブによってもたらされた2つ目の変革は，EMTCCという調整枠組みが確立したことである。日本国内の大規模災害においては保健医療福祉調整本部が設置され，医療，保健，福祉など関連支援活動の調整を行う。日本や他国においてもこのような仕組みがすでに存在しているが，EMTCCの機能はこの仕組みのなかでも特に医療チームの調整強化を目的としている。この設置目的，手順，機材，人員，運営方法などが体系的に整理された後，2015年頃から本格的に実践で導入されるようになり，その後は国際社会から医療チームが動員されるような事態があれば，多くのケースで設置されてきた。底流にある考え方としては，①外国からの支援によって被災当事国側に迷惑をかけないこと，②一時的に短期間の医療活動のために介入する外国の医療チームを含め，災害対応において提供される医療活動の安

全と質を担保すること，そして③現地側の対応と国外からの追加支援を適切に合力することで被災者支援を最大化すること，に集約されるだろう。これを目的として，被災国当局の主導のもとWHOを含む外国から派遣された調整者を動員しつつ行う調整本部運営がEMTCCである。

EMTCCと上述したクラシフィケーションの概念は，相互不可分の関係として設計されている。災害対応に際しては，国内外の医療チームや医療施設を能力によって類型化し，EMTCCはこれに基づいてニーズと提供される支援の過不足を調整する。被災地における支援リソース配分や患者搬送経路の基本テンプレートとしてのハブ・アンド・スポーク・モデルなどがこれに該当する。

EMTCCの方法論はマニュアルとして形式知化され，この人員を育成する研修もWHO主導で2015年以降，定期的に開催されている。EMTCC手法は過去10年間で確立され，大規模災害における実践を経てその有用性が各国においても認識されるようになってきた。当初はWHOを中心として，大規模災害の際に国外から助太刀する人材を育成することが中心的なコンセプトであった。しかし，その有用性が認識されるに従い，各国の災害対策本部や保健医療福祉調整本部においても，国外からの人材に頼るのではなく，自国の災害対応力向上の一環としてこのEMTCC手法に基づいて国内人材強化が進められる事例が多くみられるようになってきた。例えば，2016年からJICAの技術協力として国内の災害医療専門家を中心に実施している「ASEAN災害医療連携強化プロジェクト」（略称：ARCHプロジェクト）では，ASEAN 10か国を対象に各国における災害医療人材の育成をはじめとして包括的な対応能力向上支援を行っており，上述した「クラシフィケーション」に基づく各国のEMTの開発やEMTCC能力向上にも貢献している[4,5]。

これまで見てきた通り，国際社会における災害医療分野では，主に応援側の文脈でクラシフィケーションが導入され，また受援側の文脈でクラシフィケーションを基礎としたEMTCC手法が導入された。このコインの両面のように相互連動的かつ不可分な2つのコンセプトが，災害医療における現代の国際スタンダードの中核を形成している。これらを含むルール全容については，「緊急医療チーム（EMT）の分類と最低基準」（通称：ブルーブッ

ク）⁶⁾ に詳しい。

　冒頭に述べた通り，将来発生し得る日本国内の大規模災害に際して，国際文脈における多職種連携の必要性が生じる可能性は高い。好むと好まざるにかかわらず，そのような事態が発生した場合には，このルールに則って災害医療が実施されることが国際社会の期待であり要請であるともいえるだろう。そうなったときに混乱をきたさないため，災害医療従事者はブルーブックを必携の書として理解しておくことが肝要である。なお，災害医療で確立された国際ルールは，自然災害対応のみならず，武力紛争，感染症対策さらにはその他マス・カジュアリティ事態を含む分野での適用⁷⁾ が積極的に進められており，今後も EMT イニシアティブの動向を注視する必要があるだろう。

（勝部　司）

引用文献

1) World Health Organization：Classification And Minimum Standards for Emergency Medical Teams. p1, World Health Organization, 2021.
https://www.who.int/publications/i/item/9789240029330（2024 年 12 月 15 日 ア ク セス）

2) 前掲書 1)，p28

3) World Health Organization：EMT Global Classified Teams.
https://www.who.int/emergencies/partners/emergency-medical-teams/emt-global-classified-teams（2024 年 12 月 15 日アクセス）

4) Ikeda S, Silapunt P：Introduction to the Project for Strengthening the ASEAN Regional Capacity on Disaster Health Management（ARCH Project), Prehosp Disaster Med 37（S1)：s1-s10, 2022.

5) Yanasan A, Pongpamon N, Pattanarattanamole R, et al：ARCH　Project and the Global Initiatives of Disaster Health Management, Prehosp Disaster Med 37：s11-s15, 2022

6) 日本赤十字社：Blue Book（自然災害や公衆衛生上の緊急時における EMT による支援)，2021.

7) World Health Organization：A Guidance Document for Medical Teams Responding to Health Emergencies in Armed Conflicts and Other Insecure Environment. 2023
https://extranet.who.int/emt/sites/default/files/Red Book2021.pdf（2024 年 12 月 15 日アクセス）

② 我が国の国際 EMT 受援計画

1) 東日本大震災における国際受援

東日本大震災は，大規模災害時における国際受援が我が国にとっても他人事ではないという現実を防災関係者に突きつけた。当時，米国からの大規模支援"トモダチ作戦"を筆頭に，23 の国と地域からの人的支援を受け入れ，イスラエル，フィリピン，タイ，ヨルダンから医療チームが派遣された。加えて，国際受援調整に豊富な経験を持つ国際連合人道問題調整事務所（United Nations Office for the Coordination of Humanitarian Affairs；UNOCHA）等から専門家チームが来日した。具体的な対処方針が策定されていないまま開始された国際受援は，現場対応に追われる被災自治体をはじめとする関係機関に応急的な現場対応を強いることとなった。

このことを教訓化すべく我が国は関係活動要領の抜本的な見直しに着手し，2017 年に「大規模地震・津波災害応急対策対処方針」[1] を策定し，大規模災害時には医療を含む国際受援を行うという方針を国として示すに至った。これにより我が国の防災関係者には，大規模災害時の多職種連携および総合調整の枠組みを，国境を越えて国外から来訪する支援者も含めて整備し，実行していくことが求められることとなった。

2) 大規模地震・津波災害応急対策対処方針

大規模地震・津波災害応急対策対処方針（以下，対処方針）では，我が国における国外からの支援の受け入れは要請主義，すなわち支援を行う側の判断ではなく，援助を受ける側からの要請に基づいて開始されるとされている[1]。

開始に至る流れとしては，まず，国外からの支援の申し出に関する情報は外務省等を経由して，内閣府に設置される緊急災害対策本部（本部長：内閣総理大臣）に集約される。これを受けて緊急災害対策本部は，被災都道府県または関係省庁に対して当該支援ニーズの有無を確認し，これを踏まえ当該支援の受け入れの要否を判断するとともに，外務省を通じて当該支援申出国に対して回答する。

国外からの国際医療チーム派遣の申し出があった場合には，外務省は当該チームが WHO による認証[※1] を受けていることを確認する。なお，医療支援を被災傷病者に提供する支援チームは国際的に，WHO による認証の有無

にかかわらず，EMT（Emergency Medical Team）と呼ばれている。また外務省は，国際医療チーム（以下，国際EMT）受援の開始決定後，当該チームに連絡要員（リエゾン）を派遣して到着から出国まで支援する。一方，厚生労働省は，被災都道府県への支援ニーズを確認し，受け入れる場合には，活動内容・活動場所等を緊急災害対策本部に回答するとともに，医師法上の疑義が生じないよう，東日本大震災の際に発出したものと同旨の事務連絡文書[※2]を被災都道府県に対して発出することとされている。活動開始後，国際EMTは当該都道府県の医療対策本部による調整，すなわち保健医療福祉調整本部による総合調整のもとで活動することが対処方針には示されている。

3）対処方針の補完

対処方針は我が国の国際受援に係る方針を端的に示した重要文書であるが，実務レベルで発生する諸々の課題についての記述はない。そこで医療受援に関する事項について対処方針を補完すべく，厚生労働科学研究によって国際医療受援に係る標準業務手順書（Standard Operating Procedure；SOP）の開発が進められてきている[3]。当該SOPの開発は米国保健福祉省の参画を得て日米DMATの緊密な連携のもと進められてきている。SOP策定の目的は，①US-DMATの迅速派遣，②日米のDMATによる協働医療支援，③国際受援に係る特に被災都道府県への最大の支援効果と最小の受援負担の実現，とされている。そして同SOPは，大規模災害時には米国以外の国からの医療受援を必要とする状況が想定されることから，US-DMAT以外の国際EMTの受援にも準用することを念頭に開発されている。

4）国際医療受援SOP

開発されたSOPの特色として，法令等に基づく手続きに加えて現状では手順が同定しにくい関係課題についても検討と対処案の記述がなされている[4]。また，保健医療福祉の総合調整に関係する事項では，国際EMTの調

※1　WHOが規定したMinimum Standard for Emergency Medical Team[2]＝EMTミニマムスタンダードを充足していることの外部審査
※2　医師法上，日本国内において医療行為を行うためには，日本の医師免許が必要であるが，大規模災害時に被災者に対し必要最小限の医療行為を行うことは，刑法第35条に規定する正当業務行為として違法性が阻却され得るものと考えられること。

整は，国と被災都道府県の2つのレベルでの医療調整が必要となること，国レベルは DMAT 事務局，都道府県レベルでは保健医療福祉調整本部がその機能を担うことを想定している。すなわち，EMTCC の機能は，我が国においては DMAT 事務局と保健医療福祉調整本部が連携して充足し，また必要に応じて国際受援に多くの経験を有する国連機関として WHO 等の参画を得ることが想定されている。

国際 EMT に帯同するリエゾンに関する記述も重要である。国際医療受援には，①医療（医療安全，医療の質の確保等）と②外交（派遣国と日本の信頼関係強化等）の2つの側面があり，国の対処方針で示されている通り，外務省はリエゾンの派遣をすでに計画している。一方，厚生労働省による医療リエゾンの派遣計画は現状ではない。医療リエゾンの確保は国際 EMT と国内災害医療関係者との円滑な協働，地方自治体の受援負担の最小化，支援効果の最大化の観点から極めて重要であり，今後，その体制整備を進めていく必要がある。同 SOP では医療リエゾン候補として，日本の災害医療調整を精通する DMAT ロジスティックチームと，国際緊急援助に精通する国際緊急援助隊医療チーム（JDR 医療チーム）に重複登録している人材をリストアップしておくことが提言されている。また，調整手腕に長けたシニアメンバーへの依頼も有効な選択肢と提言されており，派遣の第一線を退いたシニアも含めた総力対応がイメージされている。

5）共通言語としての WHO 国際標準

災害対応においては「共通言語」と「顔の見える関係」が重要といわれる。災害医療分野における国際共通言語は，EMT ミニマムスタンダードにほかならない[2]。WHO は EMT ミニマムスタンダードを，国際派遣されるチームのみならず国内チームにも適応される最低基準としている。そして実際に，ヨーロッパ，アメリカ，アフリカ，東地中海，東南アジア，西太平洋の WHO 全6地域で，各国が EMT ミニマムスタンダードに基づく災害医療チームの体制構築に取り組んでおり，我が国の JDR 医療チームやオーストラリアの AUSMAT 等，24か国40チームがすでに認証を完了している[5]。我が国と関係が深い ASEAN10か国では JICA 事業 ASEAN 災害医療連携強化プロジェクト（ARCH プロジェクト）によって，EMT ミニマムスタンダードに基づく災害医療体制構築が進められており，アフリカでも13か国

が取り組みを開始している。世界では政府系チーム，NGO チーム，国際チーム，国内チーム，多様なチームが組織の別を超えて EMT ミニマムスタンダードという共通言語を共有し，総合調整がしやすい災害医療体制の構築に向けて協働している。このような地球規模の潮流があるなかで効果的な国際医療受援を実現するためには，国際共通言語たる EMT ミニマムスタンダードを活用した総合調整を行うこと，その体制整備を我が国においても進めておく必要がある。

国際関係者との「顔の見える関係」づくりには，例えば JICA が設置運用している JDR 医療チームに参加することで，実派遣に加えて ASEAN ARCH プロジェクトや WHO 等が開催するドリルへの参加機会に応募することができる。学術団体であるアジア太平洋災害医学会（APDCM）や世界災害救急医学会（WADEM）に参加することも，国境を越えた「顔の見える関係」づくりに役立つ。

高度な発展を遂げた我が国は，国際標準を参照する必要はないという意見もあるかもしれないが，国際医療受援の体制化の取り組みは，東日本大震災という巨大災害の教訓に基づくものである。さらには，我が国による災害医療チーム設置の出発点は，2005 年の日本 DMAT 設置の 26 年前，カンボジア難民支援に派遣された Japan Medical Team にあり，国境を越えて医療を届け，助け合おうと尽力してきた先人の足跡が現在の災害医療体制につながっている[6]。

おりしも DMAT 事務局に国際部が設置され，各国との活発な交流が開始されている。有効な災害支援とは，地域を超え，組織を超えて，総合調整を実行することで達成されていくものである。大規模災害時には国境を越えた共通言語も必要となる。我が国の災害医療をガラパゴス化[※3] してはならない。東日本大震災の後，そう遠くなく襲来するであろう南海トラフ，首都直下，日本海溝・千島海溝等大地震の前を生きる私たちには，関係国際標準も活用しつつ，国境をも越えた多職種連携と総合調整を実現していくことが期待されている。

（久保達彦）

※3　ガラパゴス化とは，日本市場など特定の環境に最適化された製品やサービスが独自の進化し続ける結果，国外サービス国際標準との互換性を失い力を失っていく現象のことである。

234 第 8 章 国際災害支援における多職種連携

引用文献

1) 中央防災会議：大規模地震・津波災害応急対策対処方針，2022.
   https://www.bousai.go.jp/jishin/oukyu_taisaku.html（2024 年 12 月 15 日アクセス）
2) WHO: Classification and Minimum Standard for Emergency Medical Team, 2021.
   https://apps.who.int/iris/handle/10665/341857（2024 年 12 月 15 日アクセス）
3) 小井土雄一（研究代表）：大規模災害における地域連携を踏まえた更なる災害医療提供体制強化に関する研究（令和 4 年度厚生労働科学研究費補助金地域医療基盤開発推進研究）. 2024
4) 厚生労働省：外国の医師免許を有する者の医療行為の取扱いについて. 平成 23 年 3 月 14 日.
   https://www.mhlw.go.jp/stf/houdou/2r98520000015nly-img/2r985200000166pg.pdf（2024 年 12 月 15 日アクセス）
5) WHO: EMT Global classified teams, 2023
   https://www.who.int/emergencies/partners/emergency-medical-teams/emt-global-classified-teams（2024 年 12 月 15 日アクセス）
6) JICA 国際緊急援助隊事務局：JMTDR 設立 40 周年記念寄稿集. 2023.
   https://www.jica.go.jp/activities/schemes/jdr/library/__icsFiles/afieldfile/2024/01/17/40shu.pdf（2024 年 12 月 15 日アクセス）

❸ 避難所の国際基準としてのスフィア基準：
被災者の人権を多職種連携で守る

1) スフィア基準とは

　スフィア基準とは，災害や紛争で影響を受けた人々が尊厳のある生活を送ることを目的として定められた「人道憲章と人道対応に関する最低基準」の通称である。この基準は被災者の権利，すなわち「尊厳ある生活への権利」「人道支援を受ける権利」「保護と安全への権利」をもつという基本理念と，被災者を支援する活動の最低基準からなる国際基準である。支援者はこの権利保護の原則に則り，人道支援の必須基準と災害救援における行動指針に基づきながら，「災害や紛争による苦痛を軽減するために，実行可能なあらゆる手段」[1]を尽くし支援を行っていく。

　1994年，ルワンダの虐殺によって大量の難民が出現し，様々な支援活動が行われたにもかかわらず，コレラや赤痢などの感染症がまん延し，8万人以上の命が失われた[2]。1996年に人道支援の質に関する評価が行われ，各団体の活動の調整不足や協働のない支援，不十分なニーズの把握などの反省から，国連機関や人道支援に携わるNGOグループ，国際赤十字・赤新月社などからなるスフィアプロジェクトが立ち上った。そして1990年代に増加した人道支援機関による国際的活動において世界中の「人道支援機関およびNGOが共通して使用できる人道支援・対応に関する基準が必要」との認識が高まり，支援団体間で共有できる「基準」が検討され，その成果がスフィア基準としてまとめられた。

　スフィア基準は，各支援分野の専門家やNGO，国連機関などの関係者によって定期的に見直され，改定されている。

2) スフィア基準を共通言語としたスフィアハンドブックの誕生

　1998年，スフィア基準に示された人道支援における理念・原則，行動指針，そして支援現場で必要とされる技術的な基準や参考情報をまとめた『スフィアハンドブック』が発行された。

　スフィアハンドブックは災害や紛争の影響を受けた人々が「尊厳ある生活への権利」「人道支援を受ける権利」「保護と安全の権利」をもつことを明確に示し，被災状況を迅速にアセスメントして，各支援組織や機関の調整と協

働のもとで，人間中心の人道的対応を実施できるよう，支援が目指す具体的な基準とガイダンスを提示している。これらは科学的根拠と世界中の支援者による20年間の現場検証の結果から導かれたものである。

　国際的に活動する支援組織が，スフィア基準を共通言語とする『スフィアハンドブック』およびその他のハンドブックを活用することで，支援分野が異なっていても，大規模な避難施設を設置し運営するために必要なプロセスや，その際に参考にすべき最低基準を用いて協働することが可能になる。スフィア基準が定期的に見直されるごとにハンドブックも改訂され，現在は第4版に至る[1]。

3）スフィアハンドブックの概要

　1998年の初版からスフィアハンドブックの日本語訳はされてきたものの，日本国内では開発途上国での紛争や災害対応についての基準と思われる風潮があった。2011年の東日本大震災の際に国際NGOの日本支部が活動した背景から，我が国でもスフィア基準の認識が高まった。さらに，2016年4月に内閣府が発表した『避難所運営ガイドライン』のなかで，スフィアハンドブックを避難所の質を向上させるために参考にすべき国際基準と位置づけたこともあり[3]，国内の災害対応での利用が推進されることになった。『避難所におけるトイレの確保・管理ガイドライン』にもスフィア基準が用いられている。また，2024年11月，第103代内閣総理大臣指名を受けての石破茂総理の記者会見のなかでも，令和6年能登半島地震と豪雨災害対応にこの基準を用いて対応していくと触れられたこともあり，認識度が高まりつつある。

　ハンドブックはその基礎となる「人道憲章」，支援活動における原則を示した「権利保護の原則」，人道支援の説明責任を果たすための「人道支援の必須基準（CHS）」，主な支援分野の技術的基準について言及した技術的各章からなる。

a. 人道憲章

　国際人権法，国際人道法，難民法および人道活動に関連した国際的な法的文書など，災害や紛争の影響を受けた人々に関係の深い既存の法的権利と義務を土台として作成された。「危機によって影響を受けたすべての人びとが

保護と支援を受ける権利を保有」し，「尊厳ある生活はこの権利によって保証」されるとし，人道支援にかかわる人々の共通の理念を明文化したものである。尊重されるべき基本的な権利として「尊厳ある生活への権利」「人道支援を受ける権利」「保護と安全の権利」を強調している。

b. 権利保護の原則

人道支援とその支援を行う組織や個人の活動は，「人びとの安全，尊厳，権利の保障を高め，人びとを危険にさらさないこと」「人びとがニーズに応じた支援を，差別なく受けられるようにすること」「脅迫，暴力，抑圧，意図的な剥奪により身体的または精神的な影響を受けた人びとの回復を支援すること」「人びとが自らの権利を主張できるようにすること」という，4つの権利保護の原則に準じて行われることが示されている。

c. 人道支援の必須基準 (Core Humanitarian Standard ; CHS)

人道支援の質の保証と説明責任を実現するために，支援を行う組織や個人が守るべき9つのコミットメントを掲げている。それらは支援を受ける人々の立場で考え，当事者の権利と尊厳を大切にすることを重視し，人道支援の説明責任を果たすことで支援をより良いものにするための国際的な基準でもある。

d. 技術的各章

支援現場で必要とされる「給水，衛生および衛生促進（WASH）」「食料安全保障および栄養」「避難所および避難先の居住地」「保健医療」の4つの分野をそれぞれ6〜8項目に分け，達成すべき基準や基本行動，基本指標，ガイダンスノートがまとめられている。

スフィアハンドブックを用いる場合，支援の基礎となるa〜cを理解したうえでdの技術的各章を用いることが重要である。国際的な支援現場ではスフィア基準は共通言語として用いられているからである。各支援分野に示されている数値指標に固執するのではなく，基本的な事柄が書かれている章に記載されている，人道憲章を遵守し，人の尊厳を守るための権利保護の原則に沿った支援を行うためにこのハンドブックは，世界中の支援組織によって用いられている。

例えば，「避難所および避難先の居住地」の分野では，基本的概念と7つの居住地基準（計画立案，立地および避難先の居住地の計画立案，居住スペース，家庭用品，技術支援，借地借家権の確保，環境の持続可能性），および6つの付記から構成される。基本的概念としてまず初めに「すべての人びとは，適切な居住への権利を有する」ことが示され，支援の目的や支援に求められるものなどが続く。また，この分野に強い関連性をもつ医療支援が理解すべき事柄として概説されているため，この項目を読んだうえで基準を読み進めることが必要である。さらに，ここで示される最低基準は単体で

表 8-1　避難所および避難先の居住地基準：3. 居住スペース

	最低基準： 人びとは安全および適切であり，尊厳をもって家庭生活や生計を立てるために必要不可欠な活動を行うことができる居住スペースへのアクセスを有している。
基本行動	1　影響を受けた世帯は，基本的な家庭活動を行うための適切な居住スペースを有している。 2　居住スペースを直接取り囲む空間が，基本的な活動を安全に行うことに役立つよう確かめる。 3　文化的および社会的に許容可能であり，環境持続可能性のある避難所での解決方法，建築技法および資材の使用を促進する。
基本指標	・避難所内，またはそのすぐ周辺に，日常的な活動を営むための適切な居住スペースを有する影響を受けた人びとの割合 　・1人あたり最低 3.5 m² の居住スペース 　・寒冷気候または都市部で調理スペースと入浴・衛生設備が居住スペース内に設置される場合，1人あたり最低 4.5～5.5 m² 　・内部天井高の最高点が少なくとも 2 m ・合意されている技術および性能基準を満たし，文化的にも受容できる避難所の割合 ・避難所支援の受けた中で，避難所が安全であると感じている人の割合
ガイダンスノート	・居住スペース ・文化的慣習，安全，プライバシー ・保護：暴力・虐待等からの保護，性的搾取や性的暴力の予防への対策など ・心理社会的な考慮：開放的な公共スペースの配置など ・温暖湿潤気候地域：風通しをよくする，直射日光の差し込みを抑えるなど ・熱帯乾燥気候地域：快適な温度，適切な断熱，ドア・窓は卓越風の当たらない向きに，ほこりや病原体媒体生物の侵入を防ぐなど ・寒冷気候：熱容量を考慮した避難所，適切な暖房など ・適切な換気 ・病原体媒介生物の制御

（Sphere Association：スフィアハンドブック 人道憲章と人道支援における最低基準．日本語版 第4版．2019 より作成）

適用されるべきではなく，適切な避難所への権利は，給水と衛生，食料保障，保健医療の各権利と結びつくと明記されており，災害医療従事者がスフィア基準を正しく理解し活用することが，災害の影響を受けた人々の権利擁護に直結すると理解できる。

　避難所および避難先の居住地基準における居住スペースの最低基準を**表8-1**に示した。スフィア基準のすべての最低基準は定性的な表現にされている。なぜなら定量的表現はスフィアが目指す，あらゆる国や地域で発生する緊急事態において，その活用が不可能になるからである。よって，最低基準は支援が目指す状況を表現している。基本行動には最低基準を満たすために行うべき事柄が記載されている。基本指標は，完了したまたは現在進行中の支援が最低基準を満たす方向性に沿っているかを評価するための目安である。ガイダンスノートは留意事項およびより質の高い支援のためのアドバイスが記

表 8-2　避難所に関係の深い分野の最低基準と基本指標

章	最低基準	代表的な基本指標
給水・衛生および衛生促進	**衛生用品の特定，入手および使用：**影響を受けた人びとが，衛生，健康，尊厳，ウェルビーイングを保障するために適切な衛生用品を入手および使用することができる	• 水を入れる容器2つ，入浴用石鹸，洗濯用石鹸，手洗い場用の石鹸と水，子どもの排泄用物品 • 配布された衛生用品を定期的に使ったと報告する人の割合 • 世帯収入に占める，優先度の高い衛生用品を購入した割合
	月経と失禁衛生用品の管理：月経のある年齢の女性と少女や，失禁症状のある男女が尊厳とウェルビーイングを保ち，安心して生活をおくれるように衛生用品とWASH関連の施設にアクセスできる。	• 月経のある年齢の女性と少女のうち，適切な生理用品にアクセスできる割合 • 失禁症状のある人びとのうち，適切な失禁用品や器具を使用している割合
	アクセスと給水量：人々は公正かつ良心的な値段で，安全で十分な量の飲料水や家庭用水へアクセスできる	• 衛生を保つために必要な水の平均使用量は1人1日最低15 L • 入浴施設1か所につき50人 • 家庭から一番近い給水所への距離は500 m未満
	トイレへのアクセスと使用：人びとは十分な数の，適切かつ受け入れられるトイレを安心で安全にいつでもすぐに使用することができる	• 共用トイレの割合は20人につき最低1つ • 住居と共用トイレの間の距離は最大50 m • 内側から施錠でき，適切な照明がついているトイレの割合

（つづく）

240　第8章　国際災害支援における多職種連携

表 8-2　避難所に関係の深い分野の最低基準と基本指標（つづき）

章	最低基準	代表的な基本指標
食料安全保障と栄養	**複数の支援分野による緊急時の乳幼児に対する食事支援**：乳幼児の母親や保育者は，リスクを最小化し，栄養，健康，および生存に最も良い結果をもたらす，現地文化を考慮した適時適切な栄養支援を受けることができる	・専門家のカウンセリングにアクセスできる授乳中の母親の割合 ・母乳代用品基準に基づいた適切な母乳代用品，および人工授乳に関するサポートにアクセスできる保育者の割合
	一般的な栄養所要量：最も脆弱性の高い人びとを含む，すべての影響を受けた人びとの基本的栄養ニーズを満たす	・最低必要摂取カロリー（1人1日当たり2,100 kcal）と1日の微量栄養素推奨量を受給している対象世帯の割合
	食料の利用：世帯やコミュニティレベルで，食料が安全，適切な方法で保管，調理，消費されている	・配給食料による健康被害の報告件数 ・安全に食料を保管，調理することができる世帯の割合 ・適切な調理器具，燃料，飲料水，衛生用品へのアクセスがある対象世帯の割合
避難所および避難先の居住地	**居住スペース**：人びとは安全および適切であり，尊厳をもって家庭生活や生計を立てるために必要不可欠な活動を行うことができる居住スペースへのアクセスを有している	・避難所内，またはそのすぐ周辺に，日常的な活動を営むための適切な居住スペースを有する人びとの割合（1人当たり最低3.5 m²の居住スペース，内部天井高の最高点が少なくとも2 m）
	家庭用品：家庭用品の支援により，健康の回復と維持，尊厳，安全が支えられ，また家の中や周辺における家庭での日常の家庭活動がサポートされている	・十分な量と適切な質の衣服を所有している人びとの割合（1人あたり衣服一式を最低2セット，サイズが合っており，文化，季節および気候，またその他の特別なニーズがあれば適応していること） ・安全，健康的でかつ良質な睡眠をとるための十分な量と適切な質の物資を所有している人びとの割合〔1人当たり最低毛布1枚とベッド（フロアーマット，マットレス，シーツ）〕

（Sphere Association：スフィアハンドブック　人道支援における最低基準　日本語版　第4版．2019
より作成）

載されている。

　国内の災害時における避難所に関係の深い分野の最低基準を**表 8-2** に紹介する。これらの最低基準を医療従事者だけで達成することは困難であり，だからこそ支援分野を超えた多職種連携で取り組むことの重要性を認識していただきたい。

（原田奈穂子）

引用文献

1) Sphere Association：スフィアハンドブック 人道憲章と人道支援における最低基準 日本語版 第4版．2019.
https://jqan.info/documents/（2024年12月15日アクセス）

2) Overseas Development Institute：The Joint Evaluation of Emergency Assistance to Rwanda：Study III Principal Findings and Recommendations, Relief and Rehabilitation Network－Overseas Development Institute, 1996.
https://www.files.ethz.ch/isn/121184/networkpaper016.pdf（2024月12月15日アクセス）

3) 内閣府防災担当：避難所運営ガイドライン　平成28年4月（令和4年4月改定）．
https://www.bousai.go.jp/taisaku/hinanjo/pdf/2204hinanjo_guideline.pdf（2024年12月15日アクセス）

頁の太字は主要説明箇所を示す

欧文

A

AMAT；All Japan Hospital Medical Assistance Team　19, **74**, 165, 169
──, 活動期間　77
──, 派遣　75, 77
──, 役割　75
AMAT事務局　78
APDCM　233
ASEAN災害医療連携強化（ARCH）プロジェクト　228, 232

B・C

BCP　**7**, 107, 169, 200

CDEJ；Certified Diabetes Educator Japan　124
CDEL；Certified Diabetes Educator Local　124
CHS；Core Humanitarian Standard　11, 237
COVID-19　72, 79, 192, 217
CSCARIC　101
CSCA-TTT　208

D

DCAT；Disaster Care Assistant Team　104
dERU；domestic Emergency Response Unit　66
DHEAT；Diaster Health Emergency Assistance Team　16, 19, 27, 47, **49**, 57, 188
──, 主な活動　51
──, 活動期間　50
──, 構成員　49
──, 派遣　50
──, 役割　49
DHEAT事務局　50
Diabetes Medical Assistance Team；DiaMAT　124
──, 活動　127
──, 活動内容　125
──, 組織構築　124
Diaster Health Emergency Assistance Team；DHEAT　16, 19, 27, 47, **49**, 57, 188
　　　　　　　　　　　→ DHEATも見よ
DICT；Disaster Infection Control Team　57, 115
──, 主な活動内容　115
──, 支援活動　117
──, 派遣　117
DiMS；Dietitian Matching System　96
direct death　202
directly-related disaster death　202
Disaster Care Assistant Team；DCAT　104
Disaster Infection Control Team；DICT　57, 115
　　　　　　　　　　　→ DICTも見よ
Disaster Judo-Therapy Assistance Team；DJAT　154
Disaster Medical Assistance Team；DMAT　2, 14, 16, 19, **38**, 47, 79, 81, 136, 148, 156, 165, 166, 168, 173, 191, 196, 220
　　　　　　　　　　　→ DMATも見よ
Disaster Occupational Health Assistant Team；DOHAT　47
Disaster Psychiatric Assistance Team；DPAT　19, **44**, 57, 81, 156, 173, 187, 192
　　　　　　　　　　　→ DPATも見よ
Disaster Support Acupuncture Masseur Joint Committee；DSAM　159, 161

Disaster Welfare Assistant Team；
　DWAT　5, **104**, 173
DJAT；Disaster Judo-Therapy
　Assistance Team　154
DMAT；Disaster Medical Assistance
　Team　2, 14, 16, 19, **38**, 47, 79, 81,
　136, 148, 156, 165, 166, 168, 173, 191,
　196, 220
──, 主な活動　38
──, 活動期間　39
──, 派遣　39
──, 病院支援　166
DMAT活動　222
DMAT事務局　232
DMATロジスティックチーム
　　　　　　　　　39, 166, 232
DOHAT；Disaster Occupational Health
　Assistant Team　47
DPAT；Disaster Psychiatric Assistance
　Team
　　　　19, **44**, 57, 81, 156, 173, 187, 192
──, 活動内容　44
──, 定義　44
DPAT先遣隊　46
DSAM；Disaster Support Acupuncture
　Masseur Joint Committee　159, 161
DVT；deep venous thrombosis　210
DWAT；Disaster Welfare Assistant
　Team　5, **104**, 173

E

EMIS；Emergency Medical Information
　System　**2**, 97, 169, 171, 196
EMT；Emergency Medical Team
　　　　　　　　　225, 231
EMTイニシアティブ　225
EMTCC；Emergency Medical Team
　Coordination Cell　226, 227, **228**, 232

I

ICF；International Classification of
　Functioning, Disability and Health　204
ICT；infection control team　219

IHEAT；Infectious disease Health
　Emergency Assistance Team　222
indirect death　202
indirectly-related disaster death　202
Infectious disease Health Emergency
　Assistance Team；IHEAT　222
interdisciplinaryモデル　172

J

JADM；Japanese Association of Disaster
　Medicine　**109**, 111, 154
JADM-CST　109
Japan Dental Alliance Team；JDAT
　　　　　　　　　57, **80**
Japan Disaster Rehabilitation Assistance
　Team；JRAT　20, 57, 83, **100**
Japan Hemodialysis Assistance Team in
　disaster；JHAT　122
Japan Institute for Health Security；
　JIHS　6, 222
Japan International Medical Technology
　Foundation；JIMTEF　154, 161
Japan Medical Association Team；JMAT
　19, **59**, 79, 81, 116, 148, 156, 165, 220
　　　　　　　　→ JMATも見よ
Japan Medical Team　233
Japanese association of disaster
　medicine；JADM　109, 111, 154
Japanese Society for Infection Prevention
　and Control；JSIPC　115
JDA-DAT；The Japan Dietetic
　Association-Disaster Assistance Team
　　　　　　　　　20, 57, 83, **95**
JDA-DAT号　97
JDAT；Japan Dental Alliance Team
　　　　　　　　　57, **80**
──, 活動期間　82
JDAT標準研修会　83
JDR医療チーム　232
JHAT；Japan Hemodialysis Assistance
　Team in disaster　122
JIHS；Japan Institute for Health
　Security　6, 222

JIMTEF；Japan International Medical Technology Foundation　154, 161

JMAT；Japan Medical Association Team
　19, **59**, 79, 81, 116, 148, 156, 165, 220
――, 活動期間　61

JMAT II　62

JMAT 研修　62

JRAT；Japan Disaster Rehabilitation Assistance Team　20, 57, 83, **100**

JRAT-EWS　101

JSIPC；Japanese Society for Infection Prevention and Control　115

J-SPEED　21

M・N

multidisciplinary モデル　172

NHO；National Hospital Organization
　69
――, 災害対応　69
――, 強み　73
――, 特徴　69

NHO 医療班　70

NHO 初動医療班　70

P・S

PCAT；Primary Care Assistance Team
　150, 153

PDD；Preventable Disaster Death
　1, 14, **196**
――, 原因　199

PEACE；Perinatal Early Assessment and Communication system for Emergency
　136, 140

PFA；Psychological First Aid　187

Primary Care Assistance Team；PCAT
　150, 153

PSW；psychiatric social worker　189

PTSD；Post Traumatic Stress Disorder
　191

SCU；Staging Care Unit　2, 41

T・U

The Japan Dietetic Association-Disaster Assistance Team；JDA-DAT
　20, 57, 83, **95**

TKB48　142

Unified Command　177

W

WADEM　233

和文

あ・い

アジア太平洋災害医学会（APDCM）
　233

イタリア北部地震　212

医薬品供給フローチャート　88

医療情報連携ネットワークシステム
　126

医療搬送　78

インクルーシブ防災　135

え

栄養ケア・マッチングシステム　97

エコノミークラス症候群　155, 210

エミリア地震　212

嚥下回診　102

お

応急歯科診療　81

オーラルフレイル　83

か

介護士　221

顔の見える関係　233

看護支援活動　91, 93

間接死　202

感染症パンデミックの特性　218

感染症法　218

感染症法改正　222

感染対策支援　116
感染対策チーム　219

き

キッチン　143
救援者のメンタルヘルス　191
救急救命士　163
救護所, 業務フロー　163
給水支援　168
急性期災害医療体制　2
急性期災害避難所環境アセスメントシート　213
行政
── との連携　218
── の役割　23
行政栄養士　95, 98
共通言語　232, 237
業務継続計画　7, 169, 200
業務調整員　163
居住スペースの最低基準　239

く

薬の割り出し　86
クラシフィケーション　226

け

警察, 避難所の役割　173
気仙沼巡回療養支援隊　151
健康生活支援　67
原子力災害対応　71
権利保護の原則　237

こ

広域医療搬送　2, 40
広域災害救急医療情報システム　97, 196
広域災害時の活動優先順位　40
口腔健康管理　81
航空搬送拠点臨時医療施設　2, 41
公衆衛生行政　219
公認心理師　189
高齢者災害医療支援　147
高齢者福祉施設　221

高齢者への対応　221
誤嚥性肺炎　84, 151
国際 EMT　231
── の調整　231
国際医療技術財団　154, 161
国際医療受援　232
── に係る標準業務手順　231
国際医療受援 SOP　231
国際医療チーム　231
国際受援　230
国際生活機能分類　204
国際ルール　225
国内型緊急対応ユニット　66
国立健康危機管理研究機構　6, 222
国立病院機構　69
→ NHO も見よ
国立病院機構防災業務計画　69
こころのケアチーム　43
子どものケアチーム　173

さ

災害医療コーディネーションサポートチーム　109
災害医療コーディネーター　3, 25
災害医療コーディネート　109
災害医療コーディネート体制モデル　25
災害医療コーディネートチーム　26
災害医療体制　2
災害・感染症医療業務従事者　91
災害関連死　7, 14, 175, **202**, 209
── の原因分類　202
災害救護　68
災害拠点病院　2, 196
災害サイクル　204
災害産業保健支援チーム　47
災害支援鍼灸マッサージ師合同委員会　159, 161
災害支援ナース　20, 57, **91**, 165, 176
──, 活動　93
──, 派遣期間　94
災害時感染制御支援チーム　57, 115
→ DICT も見よ

災害時健康危機管理支援チーム
16, 19, 27, 47, **49**, 57, 188
災害時小児周産期リエゾン　**29**, 139
災害時のメンタルヘルスケア　46
災害時保健医療活動チーム　74
災害時要配慮者　132, 136, 159, 200
災害診療記録　21
災害派遣医療チーム　2, 14, 16, 19, **38**,
47, 79, 81, 136, 148, 156, 165, 166,
168, 173, 191, 196, 220
→ DMAT も見よ
災害派遣柔道整復チーム　154
災害派遣精神医療チーム　19, **44**, 57,
81, 156, 173, 187, 192
→ DPAT も見よ
災害派遣福祉チーム　5, **104**, 173
災害フェーズ
──── と地域精神医療・保健の連携体制
188
──── とメンタルヘルスへの影響　186
在宅療養中の神経難病患者　131
産業精神保健スタッフ　190

し

自衛隊　168, 173, 220
支援 DICT　117
支援 JMAT　59, 61
支援者支援　45, 67, 156
ジェンダー　181
ジェンダー視点からみた被災者（地）が
直面する課題　182
事務連絡文書，国際 EMT　231
重症神経難病患者　131
重症神経難病患者支援　130
柔道整復師　157, 163
消防，避難所の役割　173
情報共有　6
食寝分離　143
褥瘡　151
助産師会　183
新型コロナウイルス（COVID-19）感染
症　72, 79, 192, 217
鍼灸マッサージ師　159

──── の有用性　162
人工透析提供体制　120
心的外傷　186
心的外傷後ストレス障害　191
人道憲章　9, 236
人道支援　235
──── の基本 4 原則　10
──── の必須基準　11, 237
──── を受ける権利　10
深部静脈血栓症　210
心理的応急処置　187

す

ストレス反応　186
スフィア基準　183, 235
スフィアハンドブック　235

せ

生活不活発病　159, 204
精神的苦痛　191
精神保健福祉士　189
性別役割　181
世界災害救急医学会（WADEM）　233
先遣 AMAT　76
先遣 JMAT　61
全国 DHEAT 協議会　49
全日本病院協会　74
全日本病院協会災害時医療支援活動班
19, **74**, 165, 169
全日本鍼灸マッサージ師会　159

そ

総合診療医　152
喪失体験　186
ゾーニング　144
尊厳ある生活への権利　9

た

大規模地震・津波災害応急対策対処方針
230
多職種連携　33, 225
────，技術　33
────，デメリット　35

———, メリット　35
—— が必要な理由　9
—— に必要な事項　5
男女共同参画センター　183
男女共同参画の視点からの防災・復興ガ
　イドライン　183
段ボールベッド　143, 211

ち

地域 JRAT　100
地域災害医療対策会議　3
地域保健医療調整本部　18
地域保健医療福祉調整本部　20
地域連携 BCP　7
地方自治体　173
地方ブロック DHEAT 協議会　50
直接死　202

て・と

デブリーフィング　193

トイレ　142, 212
統括 DHEAT　49
統括 DICT　117
統括 JMAT　59
統合指揮　177
糖尿病医療支援チーム　124
特殊栄養食品　97
特殊栄養食品ステーション　97
トラウマ　186

な

内閣感染症危機管理統括庁　6, 221
難病　131

に・の

日本医師会災害医療チーム　19, **59**, 79,
　81, 116, 148, 156, 165, 220
　　　　　　　　　→ JMAT も見よ
日赤救護班
　　　　16, 19, **65**, 66, 155, 165, 173
日赤こころのケア　47, 67, 188

日赤災害医療コーディネート・チーム
　　　　　　　　　　　　　　65
日赤ボランティア　67
日本医師会　111
日本栄養士会災害支援チーム
　　　　　　　20, 57, 83, **95**
日本環境感染学会　115
日本看護協会　91
日本公認心理師協会　190
日本災害医学会　**109**, 111, 154
日本災害歯科支援チーム　57, **80**
日本災害歯科保健医療連絡協議会
　　　　　　　　　　　　80, 81
日本災害時透析医療協働支援チーム
　　　　　　　　　　　　　122
日本災害リハビリテーション支援協会
　　　　　　　19, 57, 83, **100**
日本産科婦人科学会　136
日本産科婦人科学会大規模災害対策情報
　システム　136
日本柔道整復師会　154
日本小児科学会　139
日本鍼灸師会　159
日本神経学会災害支援ネットワーク
　　　　　　　　　　　　　130
日本赤十字こころのケア班　47, 67, 188
日本赤十字社　64　　　→日赤も見よ
日本透析医会　119
日本透析医会災害時情報ネットワーク
　　　　　　　　　　　　　119
日本糖尿病療養指導士　124
日本プライマリ・ケア連合学会　150
日本臨床心理士会　189
日本老年医学会　147

ノンテクニカルスキル　208

は

ハイリスクアプローチ　205
ハブ・アンド・スポーク・モデル
　　　　　　　　　　　226, 228

248 索引

ひ

ピースウィンズ・ジャパン　174
非災害拠点病院　200
被災者健康支援連絡協議会　62
被災者のメンタルヘルス　186
被災地 JMAT　59
被災病院の評価ステップと行動確定
　　　　　　　　　　　　　166
避難所　131, 142, **172**, 209, 239
── における多職種連携　172
── における多職種連携のステークホ
　　ルダー　173
避難所運営ガイドライン　236
避難所自治組織　174
避難所生活での健康被害　209
避難所チェックシート　184
避難所・避難生活学会　142
病院行動評価群　166
病院支援　78, 166
病院避難支援　168

ふ

複合災害　133
福祉・介護施設　76
福祉避難所　104, 131, 133, 152, **176**
──, 環境整備　176
服薬指導　86
防ぎえた災害死　1, 14, **196**
プライマリ・ケアの原則　150

へ

ベッド, 避難所　143, 211

ペット支援チーム　173

ほ

保健医療活動チーム　5
保健医療調整本部　5, 27, 32
保健医療福祉調整本部
　　　　　5, **17**, 27, 32, 49, 232
── の役割と機能　15
保健師　152, 176, 219
保健師等支援チーム　16, **54**, 173
──, 活動　55
──, 役割　54
保護と安全の権利　10
ポピュレーションアプローチ　205
ボランティア　174

ま行

ミールラウンド　102
メンタルヘルス　45, 186
モバイルファーマシー　88

や・よ

薬剤師支援チーム　86
──, 活動内容　87
薬剤師の役割　86

四病院団体協議会　74

り

リエゾン　19, 20, 21, 29, 76, 133
リハビリテーショントリアージ　101
臨床心理師　189